KERSTIN LEPPERT
Kurzmeditationen

KERSTIN LEPPERT

Kurz-
Meditationen

*Für die alltäglichen
Krisen und Notfälle*

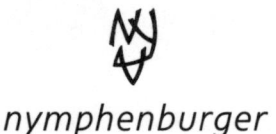

nymphenburger

Meditation kann in jedem Alter und in jeder körperlichen Verfassung praktiziert werden. Üben Sie achtsam und beachten Sie Ihre körperlichen Grenzen. Obwohl die Übungen in diesem Buch von Autorin und Verlag sorgfältig geprüft sind, kann keine Garantie für deren Wirkung übernommen werden. Jegliche Haftung der Autorin bzw. des Verlages und seiner Beauftragten für Gesundheits- sowie Personenschäden bzw. den Nichteintritt des Erfolges ist ausgeschlossen. Falls Sie unter chronischen körperlichen oder psychischen Krankheiten leiden, suchen Sie zuvor einen Arzt auf.

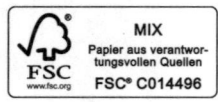

MIX
Papier aus verantwortungsvollen Quellen
FSC
www.fsc.org
FSC® C014496

© 2015 nymphenburger in der
F.A. Herbig Verlagsbuchhandlung GmbH, München.
Alle Rechte vorbehalten.
Umschlaggestaltung und Motiv: atelier-sanna.com, München
Zeichnungen Innenteil: Mascha Greune, München
Satz: EDV-Fotosatz Huber/Verlagsservice G. Pfeifer, Germering
Gesetzt aus: 10,7/13,5 pt Adobe Garamond Pro
Druck und Binden: GGP Media GmbH, Pößneck
Printed in Germany
ISBN 978-3-485-02851-6

www.nymphenburger-verlag.de

Inhalt

Anstatt eines Vorwortes

Meditation in schwierigen Zeiten

Ich weiß nicht, wie oft Meditation und Yoga mir schon das Leben gerettet haben. In den dunkelsten Augenblicken waren sie mein Anker, wenn ich es trotz bleierner Schwere und einem Gefühl der Hoffnungslosigkeit geschafft habe, mich auf mein Meditationskissen zu begeben. Nicht, dass es mir dann sofort gut ging – oftmals habe ich gekämpft, geweint und gehadert, bis zwischen den Wolken wieder ein Stück Himmel sichtbar wurde und das Gedankenkarussell schließlich zum Stillstand kam. Oder ich musste Yoga unterrichten, obwohl mir nur danach war, mich mit einer Wärmflasche ins Bett zu verkriechen – doch dann wurde das, was ich eigentlich für meine Schüler tat, zu einer Selbsttherapie, die mich auch ein Stück weit heilte. Und während der schwärzesten Nächte, in denen ich mich von allen und allem verlassen fühlte und der Schlaf des Vergessens vor lauter Angst und Sorge unerreichbar fern war, hat das stumme Rezitieren von Mantras mir geholfen, den Morgen zu erreichen.

Mein Lehrer Yogi Bhajan sagte einmal: »Wir bemühen uns und solange wir das tun, sind wir in Ordnung. Wir haben weder die Hoffnung aufgegeben noch klein beigegeben. Daher ist das stärkste Mantra dieser Zeit das altbekannte *keep up* – halte durch. Wenn du durchhältst, wirst du gehalten. Der Rest ist einfach nur das übliche Lebenskuddelmuddel.«

Meditation kann Ihnen dabei helfen, durchzuhalten, egal, wie schwierig Ihre Situation ist. Selbst wenn Sie noch nie zuvor meditiert haben, können Sie in Krisen und bei Krankheiten damit anfangen, um sich selbst zu stabilisieren, zu heilen und Ihren Geist zur Ruhe zu bringen. Die Stille, die Sie in sich selbst finden können, ist der größte Heiler. Fangen Sie einfach an – jetzt ist der beste Zeitpunkt!

Was ist Meditation und
warum hilft sie in Krisen?

Normalerweise beginnen wir zu rotieren, innerlich und äußerlich, wenn etwas in unserem Leben aus dem Ruder läuft. So funktionieren die meisten von uns. Unser Geist spielt alle Alternativen des Handelns durch, dreht und wendet sich, kreist um das Problem, das wir möglichst schnell aus der Welt schaffen wollen. Wir bedenken die Gefahren, haben Angst oder sogar Panik und kommen nicht mehr zur Ruhe.

In diesem Buch zeige ich eine alternative Methode auf, um mit Krisen und Krankheiten umzugehen. Sie dient als schnelle Notfallhilfe, und zwar auf eine eher unübliche Weise. Es ist der nach innen gerichtete Weg der Meditation, ein Weg der Selbsterkenntnis und Sammlung, der Ihnen dazu verhilft, inmitten des Ansturms des Lebens mit all seinen Herausforderungen Ihr wahres Selbst zu finden – den Teil, auf den Sie sich immer verlassen können. Die Heilung und auch der Weg aus vermeintlich unlösbaren Krisen liegen in Ihrem eigenen Selbst.

Meditation ist eine uralte Methode geistiger Entspannung und bedeutet so viel wie »sinnendes Betrachten«. Sie führt zu innerer Stille und Achtsamkeit. Normalerweise sind wir mittendrin im Wirbel unseres eigenen Lebens mit all seinen Hoch- und Tiefpunkten, über die wir gern die Kontrolle behalten möchten. In Wahrheit können wir nichts kontrollieren, aber wir geben uns gern dem Trugschluss hin, dass alles planbar sei. Nicht umsonst sagt man, das Leben sei das, was geschehe, während wir andere Pläne machten. Meditation heißt, die Wirklichkeit zu betrachten und hilft dabei, bewusst zu werden.

Selbstheilung in Krisen

Es gibt höchst unterschiedliche Krisen und Krankheiten, sowohl vermeintlich harmlose als auch lebensgefährliche, akute und chronische, mit langem Leiden verbundene Zustände. Allen gemeinsam ist, dass sie höchst individuell erlebt werden und einer starken persönlichen Wertung unterliegen.

Vielleicht fragen Sie sich, weshalb Sie ausgerechnet dann mit dem Meditieren anfangen sollten, wenn es Ihnen sowieso schon schlecht geht und Sie wenig Energie haben. Die Antwort ist einfach: Meditation bedeutet Selbstheilung in Krisen. Sie stabilisiert in emotional turbulenten Zeiten und hilft dabei, mit starken Nerven und besonnen auf jedwede Anforderung zu reagieren. Meditation ist kein Luxus, sondern eine adäquate Selbsthilfe! Krisenzeiten, so unbequem und unerwünscht sie sind, bringen immer auch neue Sichtweisen mit sich, eine Wende im Leben, die mit der Suche nach neuen Wegen einhergeht. Meditation schafft Abstand und das ist genau das, was Sie brauchen, wenn die Wellen über Ihnen zusammenschlagen und Sie das Gefühl haben, gleich zu ertrinken.

Mit diesem Buch werden Sie lernen, sich aus einer problematischen Situation zu lösen, indem Sie sich einige Minuten hinsetzen und meditieren – dann können Sie wieder besonnen handeln und Entscheidungen treffen, die vielleicht schwierig und schmerzhaft sind, aber auch helfen, aus der extremen Stresssituation auszusteigen. Werden Sie zum Zuschauer des verrückten Theaterstückes, das auf der Bühne Ihres eigenen Lebens gespielt wird!

Glaube nicht alles, was du denkst

Normalerweise leben wir unsere Alltagsroutine, immer getrieben von äußeren und inneren Anforderungen, in unserem persönlichen Hamsterrad. Selbst in Momenten der Ruhe, gerade wenn der äußere Krach aufhört, bleibt der Lärm der Gedanken. Dabei identifizieren wir uns mit dem, was wir »Geist«, »ich« oder »Verstand« nennen, dem Konzept unserer Identität. Wir werden bestimmt durch das, was wir denken, planen, wollen und fühlen – und glauben, wir selbst seien es, die unsere Gedanken lenken. In Wahrheit sind wir jedoch nur ein Spielball unseres Geistes. Oft sind wir so gefangen in unserer eigenen Gedankenwelt, dass wir diese für die einzig mögliche Realität halten.

Spirituelle Lehrer raten immer wieder: »Glaube nicht alles, was du denkst«, denn das, was wir als unseren Geist bezeichnen, ist in Wirklichkeit ein höchst fragiles Konstrukt. Besonders anschaulich hat Yogi Bhajan (1929 – 2004), Meister des Kundalini Yoga, dies ausgedrückt, als er sagte: »Der Geist ist der Affe, der am Steuer sitzt.« Stellen Sie sich vor, Sie wollen mit dem Auto irgendwohin fahren, doch als Sie einsteigen, sitzt ein Affe am Steuer, der sich überhaupt nicht an das hält, was Sie sagen, sich nicht um Verkehrsregeln kümmert und macht, was er will. Wie würden Sie das finden? Wahrscheinlich würden Sie entrüstet aussteigen.

Und doch lassen Sie Ihren Affengeist über Ihren Weg bestimmen.

Zum Zuschauer werden und Achtsamkeit entwickeln

In jedem Moment unseres Lebens werden wir von tausend Gedanken, Eindrücken und Gefühlen überflutet, von denen nur ein Bruchteil an die Oberfläche des Bewusstseins dringt, und die dennoch unser Handeln bestimmen. Meditation ist die bewusste Entscheidung, innezuhalten und Abstand zur Seifenoper des eigenen Lebens zu gewinnen. Wer meditiert, wird zum Zuschauer. Er lernt, den Strom der Gedanken und Gefühle an sich vorbeiziehen zu lassen, ohne sich damit zu verbinden, ohne in das Gedankenkarussell zu steigen und ohne zu bewerten. Das ist besonders in Krisen und bei Krankheiten wichtig.

Beim Meditieren lernt man, Bewusstheit für den Moment und damit pure Achtsamkeit zu entwickeln. Meditieren bedeutet nicht, sich in Tagträumen zu verlieren oder gar, sich die Krise schönzureden. Vielmehr bedeutet es, anzuschauen, was ist, und eine tiefe Akzeptanz für alles, was ist, zu entwickeln.

Nicht-Tun statt Nichtstun

Meditieren ist weder schwierig noch abgehoben. Jeder kann es erlernen. Es lässt sich ohne jegliches Hilfsmittel durchführen. Sie müssen sich nur dafür entscheiden, es zu tun. Wer meditiert, hat mehr vom Leben, so paradox es klingt, da es zuerst einmal nach Nichtstun, nach Rückzug von der Welt aussieht. Meditation, und das ist das Paradoxe, ist ein Nicht-Tun, aber kein Nichtstun. In der Meditation öffnen wir uns der Stille, die aus dem Nicht-Tun entsteht und kommen dabei mit unserem inneren Kern in Berührung.

Zahlreiche Untersuchungen zeigen, dass regelmäßiges Meditieren zu einem glücklicheren Leben verhilft, ganz unabhängig von den äußeren Umständen. Denn Zufriedenheit und Gelassenheit sind nicht vom Außen abhängig, sondern lassen sich vornehmlich im inneren Erleben finden. Schon Marc Aurel wusste das, als er sagte: »Du siehst die Welt nicht so, wie sie ist. Du siehst sie so, wie du bist.«

Training des Geistes

Meditation lässt sich nur durchs Meditieren erlernen. Kein Buch der Welt und kein Lehrer kann die Erfahrung ersetzen, die durch eigenes Üben entsteht. Die einfachste Übung besteht darin, sich mit aufrechter Wirbelsäule an einem ruhigen Ort hinzusetzen, die Augen zu schließen, den Atem zu beobachten und währenddessen die Gedanken vorüberziehen zu lassen. Tun Sie dies täglich für zehn Minuten und Sie werden lernen, mit dem Alltagsstress besser umgehen und Niederlagen eher wegstecken zu können. Sie werden das Leben mehr wertschätzen, gelassener werden und Verluste und Veränderungen leichter ertragen können. Meditation trägt zur geistigen und körperlichen Gesundheit bei, es ist ein Training des Geistes.

Viele Menschen wollen heutzutage »Yoga machen«, damit es ihnen körperlich, geistig und emotional besser geht. Dabei sind Yogapositionen, die sogenannten Asanas, nur ein verschwindend geringer Bereich in Patanjalis berühmten Sutras. Patanjali, einer der geistigen Urväter des Yoga, sagte: »Yoga ist der Zustand, in dem die Bewegungen des Geistes zur Ruhe kommen.« Im Grunde ist also Meditation Yoga und umgekehrt Yoga Meditation. Ich konnte das über viele Jahre beobachten: Etliche Yogaschüler, besonders Männer, kommen erst in Krisen zum Yoga und suchen vornehmlich geistige Entspannung. Meditation ist der Königsweg zu einem ruhigen Geist, der nicht wie ein Affe herumspringt, sondern gelassen bleibt, egal, wie unangenehm oder schmerzhaft die Umstände sein mögen.

Hilfsmittel bei Krankheit und Krise

Wenn Sie bereits regelmäßig meditieren, sind Sie bestens gerüstet für Krisen und Krankheiten. Sie sollten dabeibleiben und Ihrer Disziplin weiter folgen, ohne sich von erschwerten Umständen davon abbringen zu lassen. Meditation wird Ihnen helfen, Ihr Befinden zu verbessern. Im Übungsteil finden Sie ab Seite 34 spezielle Meditationen, die auf Ihre jeweiligen Bedürfnisse zugeschnitten sind.

Wenn Sie noch nicht meditieren, sollten Sie jetzt beginnen. Es ist möglich und sinnvoll, während einer Krise, bei einem Notfall und während einer Krankheit mit dem Meditieren anzufangen! Auch bei körperlichen Verletzungen können Sie normalerweise meditieren – selbst wenn Sie nicht in der eigentlichen Meditationshaltung sitzen können. Notfalls können Sie auch liegend meditieren. Denn Meditation beginnt genau dort, wo Sie gerade sind. Sie müssen kein besserer oder gesünderer Mensch werden, um anzufangen, und Sie sollten den Entschluss nicht länger vor sich herschieben. Meditation startet immer mit der Beobachtung Ihres momentanen Zustandes, dort, wo, wie und wer Sie gerade sind.

Zweckgebundene Meditationen

Viele Techniken, die ich in diesem Buch vorstelle, stammen aus dem Kundalini Yoga, in dem es eine Vielzahl von zweckgebundenen Meditationen gibt. Kundalini Yoga wurde von Yogi Bhajan in den 1960er-Jahren in den Westen gebracht und gilt als die Yogaform mit dem größten Heilungspotenzial. Es basiert auf der Kundalini-Energie, die als heilende und energetisierende Kraft an der Basis der Wirbelsäule schläft und durch geeignete Atem- und Körperübungen zum Fließen gebracht wird. Bildlich wird die Kundalini oft als aufgerollte Schlange dargestellt, die, wenn sie erweckt wird, emporsteigt und zu mehr Lebendigkeit, Energie und Gesundheit verhilft.

Der Begriff »zweckgebundene Meditation« klingt erst einmal wie ein Widerspruch in sich. Wie bereits erwähnt, besteht die grundlegendste Meditation einfach darin, zu sitzen, zu atmen und still zu werden, die Gedanken vorbeiziehen zu lassen; es ist ein anstrengungsloses Tun, ein Nicht-Reagieren. Zur Verfeinerung dieser Basismeditation gibt es jedoch viele Mudras (Hand- und Fingerhaltungen), Konzentrationspunkte (zum Beispiel auf die Nasenspitze, den Punkt zwischen den Augenbrauen oder den Scheitelpunkt), sowie Mantras (durch ihren Klang wirkende heilige Worte oder Verse), die gesungen, gedacht oder geflüstert werden können und deren Kombination eine bestimmte Wirkung hervorruft.

Mantra bedeutet »Projektion des Geistes«. Daher erscheint es mir wichtig, nicht nur fremdartige Klanggebilde zu nutzen, sondern auch moderne Mantras und positive Affirmationen zu verwenden. Diese auf Heilung zielenden Worte und Sätze werden in den stillen Meditationen wiederholt, um das Unterbewusstsein umzuprogrammieren. Sie wirken wie Saatkörner, die im meditativen Zustand gepflanzt werden und im Alltag weiterwachsen können.

Bei den meisten Meditationen handelt es sich um uralte Überlieferungen, denn einst war Kundalini Yoga eine Geheimwissenschaft, die nur vom Lehrer an den Schüler weitergegeben wurde. Ich habe einige dieser mir besonders wichtig erscheinenden Meditationen in unterschiedliche Themenbereiche eingeteilt – wobei die Übergänge fließend sind – und sie teilweise an unsere heutige Zeit angepasst.

Positive Effekte von Meditation und der Umgang mit Hindernissen

Meditieren wird Sie nicht im Handumdrehen zu einem komplett anderen Menschen machen. Wenn Sie von Ihrer Persönlichkeitsstruktur her ein angespannter Mensch sind, der zu Grübeleien neigt und viele Ängste hat, kann Meditation Sie nicht zu einem fröhlichen Optimisten umkrempeln. Genauso wenig ist es möglich, dass eine unsportliche Person Olympiasieger wird, nur weil sie ein paar Mal in der Woche laufen geht. Aber, um in diesem Vergleich zu bleiben, wenn diese Person regelmäßig trainiert und Sport zu einem essenziellen Bestandteil ihres Lebens macht, wenn sie Disziplin entwickelt, wird sie gesünder, fitter und belastbarer werden. Genauso sollten Sie die Meditation sehen: Als ein Training des Geistes und der Psyche, um Sie stärker, weiser und resilienter zu machen. Resilienz ist die Fähigkeit, aus Krisen unbeschadet, im Idealfall sogar gestärkt, hervorzugehen. Wenn Sie das Meditieren zu einem integralen Bestandteil Ihres Lebens machen, werden Sie den Herausforderungen des Lebens gelassener und gefestigter entgegentreten können.

Der neutrale Geist

Meditation beschreibt einen Prozess, der die Gedankenwellen beruhigt. Dabei wird das jedem Menschen innewohnende System der Selbstwahrnehmung genutzt, um die Kommunikation zwischen Seele, Geist und Körper zu verfeinern. Meditieren ist kein Zauberwerk und nichts, wofür Sie eine besondere Begabung mitbringen müssen – Sie müssen es nur tun, regelmäßig und voll stiller Beharrlichkeit, Tag für Tag. Mal wird es besser gehen, mal schlechter. Doch mit zunehmender Übung wird der Teil von Ihnen, auf den Sie sich immer verlassen können und den Sie in Krisen und Krankheiten besonders brauchen, stärker und leuchtender werden. Vielleicht müssen Sie diesen Teil unter den Schichten des Alltags und der Jahre erst einmal ausfindig machen. Aber er ist da, jeder hat ihn. Die Yogis nennen ihn »den neutralen Geist«, er ist »der Geist der Yogis«, Ihr innerster Kern, der unberührt bleibt von allen Problemen. Er ist Ihr eigenes Licht, und wie ein Licht in dunkler Nacht wird er Ihnen den Weg weisen.

Ein Grundmantra im Kundalini Yoga lautet »Sat Nam«. »Sat« heißt »Wahrheit« und »Nam« bedeutet »Name«. Indem Sie bei jedem Einatmen »Sat« denken und bei jedem Ausatmen »Nam«, verbinden Sie sich mit dem Licht in Ihnen.

Unbeschreibliches Wohlbehagen

Es ist sinnvoll, für die regelmäßige Meditation eine bestimmte Tageszeit zu wählen, am besten morgens gleich nach dem Aufstehen.

Was dann geschieht, beschrieb Yogi Bhajan bei einem seiner Vorträge sinngemäß folgendermaßen: Zu jeder Zeit, die friedlich ist – die beste Zeit ist früh morgens, vor Tagesanbruch –, werden Sie überrascht sein, dass innerhalb von wenigen Minuten jede Menge Gedanken in Ihnen hochkommen werden – Gedanken, mit denen Sie nicht in Berührung kommen wollen, verborgene, hässliche, zornige Gedanken. Meditation bedeutet, sie vorbeiziehen zu lassen. All die Gedanken, die in diesem Moment Ihres Lebens vorüberziehen, können nicht in Ihr Unterbewusstsein gelangen. Dieses Verfahren zur Reinigung des Geistes wird Meditation genannt. Wenn Sie körperlich unbewegt bleiben, wird der Geist still. Sobald Ihr Geist anfängt, zur Ruhe zu kommen und keine Gedanken mehr hat, werden Sie sich wohlfühlen – dieses Wohlbehagen ist unbeschreiblich. Das ist sehr angenehm und Sie werden es immer wieder tun wollen. Zu Beginn können Sie es noch nicht über einen längeren Zeitraum ausüben. Allmählich, in dem Maße, in dem Sie das Wohlbehagen entwickeln, wird der Ansturm der Gedanken immer geringer.

Klingt das nicht großartig? Dieses »unbeschreibliche Wohlbehagen« ist die sprichwörtliche Karotte, die vor der Nase des Esels baumelt und jeden Meditierenden, der diese Stille einmal erlebt hat, sie erneut suchen lässt.

Meditieren bewirkt eine Reihe positiver Effekte, von denen nicht wenige bereits wissenschaftlich nachgewiesen werden konnten, und die ich im Folgenden aufliste:

Meditation ...
* entwickelt den neutralen, meditativen Geist.
* erweitert die Wahrnehmung der Realität.
* entwickelt die Intuition.
* fördert Wohlbefinden, innere Ruhe und Frieden.
* löst Blockaden und unterbewusste Ängste auf.

❀ hilft beim Aufgeben von Süchten.

❀ erhöht die Ausschüttung körpereigener Glückshormone, der Endorphine.

❀ verändert messbar die Gehirnwellen zu mehr Alphawellen, die im Entspannungszustand auftreten und den noch langsameren Thetawellen, die die Kreativität aktivieren.

❀ fördert die Synchronisation beider Gehirnhälften und erhöht die Harmonie zwischen analytischem und symbolischem Denken.

❀ senkt und stabilisiert Herzschlag- und Atemfrequenz sowie den Sauerstoffverbrauch.

❀ normalisiert den Blutdruck.

❀ reduziert psychosomatische Beschwerden wie Verdauungsprobleme, Kopfschmerzen und Erkältungen.

❀ steigert das Energieniveau und die Leistungsfähigkeit.

❀ fördert geistige Klarheit und Bewusstheit sowie die Präsenz im Hier und Jetzt.

❀ reduziert das subjektive Empfinden von Stress.

❀ verbessert Selbstbewusstsein und Liebesfähigkeit.

❀ entwickelt die Persönlichkeit.

So gesehen ist es überraschend, dass nicht mehr Menschen meditieren. Doch obwohl Meditation eigentlich einfach ist, gibt es Hindernisse. Wer sie kennt, dem fällt es leichter, mit ihnen umzugehen:

Bequemlichkeit und Trägheit

Diese beiden Faktoren halten die meisten Menschen vom Meditieren ab. Trotz guter anfänglicher Erfahrungen und dem Vorsatz, mehr für die geistige Ausgeglichenheit zu tun, kann Bequemlichkeit dazu verführen, das Meditieren wieder aufzugeben. Genauso wie jede andere Aktivität, die wir uns vornehmen, bedarf es einer gewissen Anstrengung, sich regelmäßig auf das Meditationskissen zu begeben. Man muss Zeit opfern, vielleicht früher aufstehen oder einfach nur weniger Zeit auf dem Sofa verbringen. Sich in die Trägheit hineinfallen zu lassen erscheint verlockend. Dagegen hilft der feste und vor sich selbst immer wieder erneuerte Vorsatz, Meditation zu einem Bestandteil des Lebens zu machen. Eine weitere Hilfe gegen Bequemlichkeit und Trägheit kann sein, sich eine Meditationsgruppe zu suchen. Für viele Menschen ist es gerade zu Beginn leichter, gemeinsam mit anderen zu meditieren. Einen festen Termin zu haben, vereinfacht es, dranzubleiben. Auf Dauer ersetzt die Gruppe aber nicht die individuelle, regelmäßig erneuerte Erfahrung.

Keine Zeit

Zeit haben wir alle – vierundzwanzig Stunden täglich. Es hängt lediglich davon ab, wo man die Prioritäten in seinem Leben setzt. Sie sollten sich fragen, was wichtiger ist: Ihre innere Ruhe und Gelassenheit oder das, was gerade zu erledigen ist. Gerade in Krisen- und Krankheitszeiten kann es natürlich sein, dass Sie aufgrund von zusätzlichen Terminen zeitlich besonders eingespannt sind. Dann sollten Sie sich keine hohen Ziele stecken – aber zehn bis fünfzehn Minuten täglich sind immer zu erübrigen. Sobald Sie merken, dass diese investierte Zeit Ihnen guttut, werden Sie von allein mehr Zeit haben, weil die Prioritäten sich ganz natürlich verschieben.

Antriebslosigkeit und Disziplinmangel

Es kann sein, dass genau die Probleme, die Sie mithilfe der Meditation kurieren können, Sie gerade davon abhalten, wie es beispielsweise bei Depressionen der Fall ist. Es könnte sich um einen Teufelskreis handeln: Sie verstehen zwar, dass Meditieren Ihnen helfen kann, haben es vielleicht sogar schon am eigenen Leib bemerkt, aber Sie können sich einfach nicht aufraffen. Dann ist es wichtig, dass Sie deswegen keine Schuldgefühle entwickeln und Ihren Selbstwert nicht noch mehr schwächen. Eine Strategie kann sein, dass Sie Ihre Meditationen machen, wenn es Ihnen einigermaßen gut geht, dann profitieren Sie auch in schlechteren Phasen davon. Irgendwann werden Sie es auch schaffen, in den Tälern zu meditieren.

Überhöhte Erwartungen und Ungeduld

Innerhalb von einer Woche glücklich, gesund und heilig? Wer so etwas verspricht, ist ein Scharlatan und wer erwartet, dass sich nach ein paar Meditationssitzungen ein umfassender Wandel ereignet, ist leider unrealistisch. Einer der größten Feinde der Meditation ist die Ungeduld. Seien Sie geduldig mit sich und versuchen Sie es jeden Tag aufs Neue. Um es wieder mit körperlichem Training zu vergleichen: Kein Mensch würde erwarten, nach einem zehntägigen Probetraining im Fitnessstudio Sixpacks zu haben. Aber beim Meditieren erwarten viele Menschen so etwas – es scheint so einfach: nur die Augen schließen, sich hinsetzen und den Geist leeren!

Ein neuer Yogaschüler sagte mir, Meditation sei nichts für ihn, das könne er nicht. Auf meine Frage, woher er das wisse, antwortete er, er habe bei einem Fastenseminar eine

Dreiviertelstunde meditieren sollen und »es nicht geschafft, nichts zu denken«. Eine Dreiviertelstunde für einen Ungeübten? Das ist in etwa so, als erwarte man von einem Laufanfänger, aus dem Stand einen Halbmarathon zu laufen.

Der Geist ist viel schwieriger zu trainieren als der Körper. Er widersetzt sich auf subtile Art und Weise und muss immer wieder sanft, aber beharrlich auf den Weg zurückgebracht werden. Auch erfahrene Meditierende erleben Tage, an denen sie in ihrer Meditation überhaupt nicht zur Ruhe kommen, in denen der Geist endlos plappert. Hinzu kommt, dass man den Erfolg äußerlich nicht sieht: Sie können in einer Meditationsgruppe mit perfekt geradem Rücken vollkommen unbewegt im Lotossitz sitzen, die Augen nach oben verdreht und dabei den Wochenendeinkauf planen. Kein Lehrer kann Sie korrigieren – ganz anders als bei Körperübungen –, Sie müssen sich immer wieder selbst auf den Pfad zurückbringen.

Noch ein scheinbarer Widerspruch: Die Meditationserfahrung ist ein nicht zielorientierter Seinszustand. Dennoch können wir über sie Ziele erreichen. Wenn Sie bei Ihrer regelmäßigen Übungspraxis bleiben, wird sich dieses Dilemma auflösen. Wählen Sie am besten nur eine, höchstens zwei Meditationen aus, die zu Ihrem derzeitigen Problem passen und machen Sie diese kontinuierlich jeden Tag. Hilfreich kann ein Meditationstagebuch sein, in dem Sie notieren, was in der Meditation geschehen ist. So beleuchten Sie es im Kontext Ihrer Lebenssituation.

Kein Raum zum Meditieren

Dieses Hindernis kann einerseits tatsächlich bedeuten, dass Sie nicht wissen, wo Sie regelmäßig meditieren sollen, da es scheinbar keinen Platz dafür gibt. Alle Zimmer sind belegt, wo soll denn noch Platz für eine Yogamatte sein? Bedenken Sie, dass Sie tatsächlich nur sehr wenig Raum brauchen. Ein Schaffell mit einem kleinen Mondkissen ist das, was ich in meinem schuhkartongroßen Arbeitszimmer vor der Bücherwand, neben dem Schreibtisch und vor dem Sofa habe. Wenn ich nicht meditiere, liegt mein Kater dort und meditiert auf seine Weise. Mein Mann und meine Kinder stolpern regelmäßig darüber, aber ich räume diesen Platz nie. Er erinnert mich an meine Disziplin, stumm und beständig. Sicher finden Sie auch irgendwo in Ihrer Wohnung ein winziges Plätzchen, wenn Sie wirklich wollen.

Kein Raum zum Meditieren kann aber auch heißen, dass Ihr Umfeld Sie hemmt und Sie keinen inneren Raum finden. Vielleicht trauen Sie sich nicht, vor Ihrer Familie zu meditieren. Gerade zu Beginn ist Meditation ein zartes Pflänzchen, das Sie hegen und eventuell auch heimlich pflegen sollten. Es hat keinen Sinn, zu verkünden, dass Sie nun meditieren, um Krisen und Krankheit zu überwinden. Im besten Fall ernten Sie belustigtes Interesse, im schlechtesten Fall Befremden.

Tun Sie es für sich und zu einem Zeitpunkt, zu dem Sie ungestört sind. Möglicherweise müssen Sie dafür ein wenig kreativ werden, gerade wenn Sie kleine Kinder haben, die noch vierundzwanzig Stunden am Tag daheim sind – dann wählen Sie am besten die ambrosischen Stunden und meditieren Sie, wenn die Familie schläft. Diese Viertelstunde, die Sie von Ihrem Schlaf abzwacken, ist es wert!

Kurzanleitung zum Meditieren und Einsteiger-Meditation

Wo und auf welche Weise beginnen?

Sobald Sie sich entschieden haben, zu meditieren, sollten Sie die Umsetzung des Entschlusses nicht lange vor sich herschieben. Am besten richten Sie sich einen kleinen Meditationsplatz ein, wo Sie sich täglich ohne große Umstände hinsetzen können. Dies kann eine auf halbe Größe gefaltete Yoga- oder Gymnastikmatte sein, ein kleiner Teppich oder ein Schaffell, darauf ein Yogakissen. Ich bevorzuge Mondkissen – das sind halbrunde Meditationskissen –, da ich am liebsten in der einfachen Haltung sitze, aber auf den höheren runden Kissen kann man auch im Fersensitz sitzen. Die sogenannte einfache Haltung ist nichts anderes als der altbekannte Schneidersitz. Wer Probleme mit den Knien hat, mag eine höhere Meditationsbank aus Holz bevorzugen. Sie können sich auch Kissen oder gefaltete Decken unter die Knie legen. Wenn Sie überhaupt nicht auf dem Boden sitzen können oder mögen, tut es auch ein Hocker oder Stuhl, auf dem Sie sich möglichst nicht anlehnen sollten. Wichtig ist das aufrechte Sitzen mit gerader Wirbelsäule – stellen Sie sich vor, dass an Ihrem Scheitelpunkt ein Faden befestigt ist, der Sie aufrecht hält.

Es gibt verschiedene Sitzpositionen. Die meisten Meditationen in diesem Buch werden jedoch im Schneidersitz, auch einfache Haltung genannt, ausgeführt. Fortgeschrittene wählen gern auch den halben Lotos, bei dem ein Fuß auf dem anderen Oberschenkel liegt, oder die burmesische Position, bei der beide Füße voreinander liegen, oder den vollen Lotossitz, der meist nur eingenommen werden kann, wenn man sehr gedehnt ist und bei dem beide Füße kreuzweise auf dem jeweils anderen Oberschenkel liegen. Wichtig ist, dass Sie eine Position wählen, in der Sie stabil für einige Minuten aufrecht sitzen können. Wenn es zu Beginn unbequem ist, haben Sie Geduld, denn das bessert sich schnell.

Wann und wie lange?

Am besten wählen Sie eine Tageszeit, zu der Sie möglichst ungestört sind und üben täglich zur selben Zeit. Erfahrungsgemäß ist es eher ungünstig, mal morgens, mal nachmittags und mal abends zu meditieren, da dies eher dazu führt, dass die bereits erwähnten Meditationshindernisse zum Tragen kommen. Wenn Sie sich zum Beispiel vornehmen, jeden Morgen um halb sieben zu meditieren, bevor Sie zur Arbeit gehen, oder immer, nachdem die Kinder zur Schule gegangen sind, müssen Sie nicht groß darüber nachdenken, wann Sie es tun. Obwohl die Yogis die morgendliche Meditation bevorzugen, können Sie natürlich mittags, nachmittags oder abends meditieren, wichtig ist nur, dass Sie es regelmäßig, am besten täglich tun. Es ist besser, regelmäßig kurz zu meditieren, als unregelmäßig eine längere Zeitdauer. Die meisten Meditationen in diesem Buch sind elf Minuten lang, eine Meditationsdauer, die das Nerven- und Drüsensystem verändert. Wenn Sie die Dauer erhöhen, verstärkt sich die Wirkung – einunddreißig Minuten erlauben es den Drüsen, dem Atem und der Konzentration, alle Zellen und Rhythmen des Körpers zu beeinflussen.

Was und wie genau?

Üben Sie zu Beginn etwa eine Woche lang die in diesem Kapitel beschriebene Einsteiger-Meditation, falls Sie absoluter Neuling sind. Erst dann beginnen Sie, sich Ihrem aktuellen Problem mittels einer passenden Meditation aus den nachfolgenden Kapiteln zu widmen. Sollten Sie bereits meditationserfahren sein, können Sie auch gleich mit der entsprechenden Notfallmeditation beginnen. Halten Sie sich möglichst genau an die Anleitung der Ausführung und praktizieren Sie so lange, bis das Problem gelöst ist oder etwas anderes dringender wird. Die jeweilige Atemführung wird genau erklärt. Grundsätzlich wird lang und tief durch die Nase geatmet, teilweise gibt es jedoch spezielle Atemmuster. Viele Meditationen nutzen Hand- und Fingerhaltungen, die Mudras genannt werden. Diese haben energetische Wirkungen über die unsichtbaren Energiebahnen des Körpers, Nadis (oder Meridiane) genannt und gehen auf überlieferte Erfahrungen Meditierender oder Yogameister zurück.

Um den Geist zu schulen und tiefer in die Stille hineinzuführen, gibt es bestimmte Konzentrationspunkte, Fokus genannt.

Übliche Punkte sind:

❀ Das Dritte Auge, der Punkt zwischen den Augenbrauen: Dieser Fokus entwickelt Ihre Intuition;

❃ das Kinn: Meditieren Sie auf diesen Punkt, so erkennen Sie sich selbst;

❃ die Nasenspitze: Bei diesem Fokus unterbrechen Sie Ihre Gedankenströme – es ist der beste Punkt, um den Geist zur Ruhe zu bringen.

Wenn der Verstand unaufhörlich plappert, obwohl er schweigen soll, kann es hilfreich sein, ihm etwas Einfaches, Beruhigendes zu denken zu geben, das er fortlaufend wiederholen soll, ein Konzentrationswort oder Mantra, wobei ein Mantra auch länger als ein Wort sein kann, sogar so lang wie ein Vers oder ein Gedicht. Bei manchen Meditationen schlage ich vor, die Mantras zu singen oder zu chanten. Chanten ist ein monotoner Sprechgesang, bei dem Sie in der Ausführung vollkommen frei sind. Lassen Sie es einfach aus sich herausfließen. Oder nutzen Sie eine der CDs, die ich Ihnen am Ende des Buches empfehle und singen Sie die vorgegebene Melodie mit.

Die verwendeten Mantras entstammen dem Gurmukhi, einer dem Sanskrit ähnlichen Kunstsprache, die von den indischen Sikhs entwickelt wurde. Unser Geist verbindet keine Bilder mit den Worten, außerdem wirken sie zusätzlich über den Klang. Bei einigen Meditationen schlage ich Affirmationen vor, die dem Geist helfen, zu entspannen und sich oder den Körper zu heilen.

Wie aufhören?

Am besten stellen Sie sich für die Dauer der Meditation einen Kurzzeitwecker oder das Handy. Wenn die Meditationszeit abgelaufen ist, gibt es unterschiedliche Wege, zurückzukommen. Manche Meditationen erfordern einen Abschluss, nach anderen können Sie einige Atemzüge lang den Wirkungen der Meditation nachspüren, möglichst ohne zu urteilen. Sie sollten versuchen, darauf zu verzichten, den Erfolg zu bewerten und sich weder loben, wenn es gut geklappt hat, noch verdammen, wenn Sie nicht abschalten konnten. Betrachten Sie sich vielmehr neutral, bevor Sie ins alltägliche Leben zurückkehren.

Einsteiger-Meditation

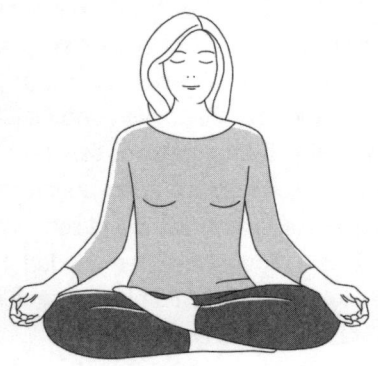

Jede Phase dauert zwei Minuten, außer der letzten; insgesamt dauert die Einsteiger-Meditation also knapp neun Minuten.

31

Ankommen: Stellen Sie sich mit schulterbreit geöffneten Beinen hin, schließen Sie die Augen und atmen Sie lang und tief. Beginnen Sie, die Hände über den Körper wandern zu lassen, nicht mit streichelnden Bewegungen, sondern indem Sie jeden Körperteil mit leichtem Druck wahrnehmen. Erfühlen Sie auf diese Weise den ganzen Körper und lassen Sie jede Anspannung bewusst los. Nach zwei Minuten beenden Sie dies und setzen sich in bequemer, aufrechter Position auf Ihren Meditationsplatz.

Konzentrieren: Legen Sie die Hände mit den Handflächen nach oben auf die Knie und berühren Sie mit den Daumen die Zeigefingerkuppen. Dies ist das Gyan Mudra, die Handhaltung der Weisheit. Der Daumen steht dabei für das »Ich«, der Zeigefinger für die Weisheit. Richten Sie den Blick der geschlossenen Augen auf den Punkt zwischen den Augenbrauen. Atmen Sie lang und tief durch die Nase. Mit dem Einatmen wölbt der Bauch sich vor, mit dem Ausatmen sinkt die Bauchdecke ein. Spüren Sie Ihren sich vertiefenden und verlangsamenden Atem.

Zuschauen: Nehmen Sie Gedanken und Gefühle wahr, jedoch wie von einer Beobachterposition aus. Lassen Sie sich nicht hineinziehen in das Gedankenkarussell, sondern schauen Sie den Gedanken auf die gleiche Weise zu, wie Sie den Wolken am Himmel zusehen würden: Sie bewegen sich, doch Sie können ihren Lauf nicht beeinflussen. Halten Sie Abstand von dem, was geschieht.

Verbinden: Denken Sie nun mit jedem Einatmen »Sat« und mit jedem Ausatmen »Nam«. Dieses Mantra bedeutet »wahres Selbst« oder »mein wahrer Name«. Erinnern Sie sich daran, wer Sie wirklich sind. Die übrigen Gedanken werden leiser, wie ein Radio, das noch im Hintergrund läuft, während

Sie fortwährend dieses Mantra wiederholen. Alternativ können Sie auch »ein« beim Einatmen und »aus« beim Ausatmen denken.

Abschließen: Atmen Sie noch einmal tief ein und halten Sie den Atem an. Atmen Sie dann vollständig aus, halten Sie den Atem aus und spannen Sie den ganzen Körper fest an. Dann wieder einatmen, dabei entspannen und Bewegungen kommen lassen.

Meditationen bei physischen Problemen und Krankheiten

Allergien

Diese Meditation hilft gegen Allergien. An einer Allergie sind drei Bereiche beteiligt: Lungen, Verdauungssystem und Gehirn. Hinter Allergien steckt eine Intoleranz dieser Körperteile, ein »Nicht-hinein-lassen-Wollen« des allergieauslösenden Stoffes. Die Meditation hilft Ihnen dabei, sich zu öffnen und durchlässiger zu werden. Sie öffnet Lungen und Brust auf Höhe des Herzens (Herzchakra). Beginnen Sie jedoch vorsichtig, denn wenn Ihre Lungen nicht elastisch genug sind, kann Ihnen schwindlig und übel bis zum Erbrechen werden, falls Sie sich übernehmen. Dann legen Sie sich hin, machen Sie eine Pause und beginnen danach langsam, die Lungen zu dehnen.

Sitzposition: Einfache Haltung
Zeitdauer: Beginnen Sie mit elf Minuten. Wenn Sie möchten, können Sie die Meditation jeden Tag um dreißig Sekunden verlängern, bis Sie bei einunddreißig Minuten angelangt sind.
Mantra: Sa Ta Na Ma. Das Mantra bedeutet »Unendlichkeit – endliches Leben – Tod – Wiedergeburt« und repräsentiert den Kreislauf des Lebens, den Rhythmus der Jahreszeiten, der Gestirne, der Gezeiten und Zeitalter.
Ausführung, Atem und Mudra: Bringen Sie die Hände ins Gyan Mudra (siehe Einsteiger-Meditation).

Wiederholen Sie fünfzehnmal »Sa« im Geiste, während Sie gleichzeitig in fünfzehn Teilen einatmen.

Dann atmen Sie in fünfzehn Teilen aus und denken fünfzehnmal »Ta«.

Atmen Sie in fünfzehn Teilen ein und denken Sie fünfzehnmal »Na«.

Zuletzt atmen Sie in fünfzehn Teilen aus und wiederholen im Geiste fünfzehnmal »Ma«.

Zählen Sie nicht mit! Finden Sie eine andere Struktur dafür, z. B. berühren Sie gedanklich eine Fingerspitze.

Erschöpfung

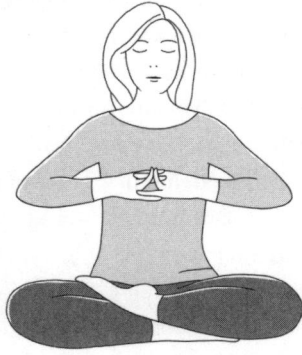

Viele Menschen muten sich zu viel zu, indem sie ein Leben führen, das nicht mit ihren wahren körperlichen, geistigen und emotionalen Bedürfnissen in Einklang steht. Oftmals ist die Verbindung zur Quelle, zu dem, was wahrhaft nährt, verloren gegangen. Dies führt zu dauernder Müdigkeit und tiefer Erschöpfung.

Ob körperliche oder geistige Erschöpfung, diese Kurzmeditation befreit Sie in nur drei Minuten davon – danach sollten Sie allerdings eine Ruhezeit einplanen.

Sitzposition: Einfache Haltung

Zeitdauer: Drei Minuten

Mantra: Ong

Ausführung, Atem und Mudra: Legen Sie die Handflächen aneinander und verschränken Sie alle Finger bis auf die Ringfinger, die gestreckt bleiben. Halten Sie das Mudra so vor dem Solarplexus, dass die ausgestreckten Finger in einem Sechzig-Grad-Winkel nach oben weisen.

Atmen Sie durch die Nase ein, wobei der Mund leicht geöffnet ist. Chanten Sie das Mantra »Ong« und verlängern Sie den Klang in der Nase zu »Oooonnnnnnnng«. Spüren Sie den Klang am oberen Gaumen, wo der Ton vibriert. Ziehen Sie gleichzeitig den Nabel leicht nach innen.

Fokus: Die Augen sind geschlossen, der Blick ist zum Dritten Auge gerichtet.

Abschluss: Lösen Sie Mudra und Position, ruhen Sie sich mindestens zehn Minuten aus oder gehen Sie schlafen.

Fieber, Übelkeit und Unwohlsein

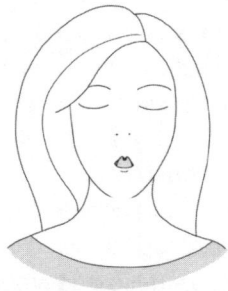

Diese Meditation hilft besonders bei Fieber, aber auch gegen Übelkeit und Unwohlsein – außerdem wirkt sie, regelmäßig praktiziert, entgiftend und verjüngend. Sie ist auch hilfreich, wenn man zu viele Genussgifte zu sich genommen hat und entgiften möchte. Sie gibt Ihnen Kraft, Vitalität und Energie, sie wirkt wie eine kleine Kuranwendung. Wahrscheinlich werden Sie zunächst einen bitteren Geschmack auf der Zunge verspüren: Das ist ein Zeichen der Entgiftung. Sobald ein süßer Geschmack auftritt, ist die Krankheit überwunden. Man sagt, dass durch diese Meditation alles, was man braucht, durch den Äther zu einem komme.

Sitzposition: Im bequemen Schneidersitz mit gerader Wirbelsäule.
Zeitdauer: Drei Minuten oder sechsundzwanzig Atemzüge jeweils morgens und abends.
Mantra: Es geht vorbei.
Ausführung, Atem und Mudra: Bringen Sie die Hände ins Gyan Mudra (siehe Einsteiger-Meditation) auf die Knie. Rollen Sie die Zunge zu einem »U«, öffnen Sie dabei den Mund

und lassen Sie die gerollte Zunge herausschauen. Atmen Sie tief über die gerollte Zunge wie durch einen Strohhalm ein und durch die Nase aus. Lassen Sie die Zunge dabei unentwegt gerollt; sie wird kühl, trocken und bitter werden.

Falls Sie zu den Menschen gehören, die ihre Zunge nicht rollen können, strecken Sie sie stattdessen aus dem Mund. Dies erfüllt denselben Zweck.

Fokus: Die Augen sind fast vollständig geschlossen und Sie schauen Richtung Nasenspitze.

Abschluss: Nehmen Sie die Zunge wieder in den Mund, atmen Sie durch die Nase ein und aus und entspannen Sie. Trinken Sie ein Glas Wasser.

Bluthochdruck

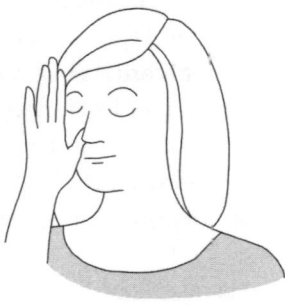

Diese Meditation sollten Sie regelmäßig machen, wenn Sie unter zu hohem Blutdruck leiden. Nach yogischer Meinung deutet Bluthochdruck auf ein Ungleichgewicht der Sonnen- und Mondenergie hin. Menschen mit hohem Blutdruck können sich zumeist nicht wirklich entspannen, obwohl sie oftmals ruhig wirken, da sie den Druck nach innen umleiten. Diese Meditation wirkt auf den Nadi namens Ida, der links der Wirbelsäule verläuft, und erhöht die Mondenergie im Körper, die beruhigend und entspannend wirkt.

Sitzposition: Einfache Haltung
Zeitdauer: Fünf Minuten
Mantra: Denken Sie mit dem Einatmen »Sat« und mit dem Ausatmen »Nam«. Sat Nam ist ein sogenanntes Bij-Mantra – dies sind einzigartige Klangkompositionen, die in der Lage sind, durch ungute Gewohnheiten entstandene Muster des Unterbewusstseins aufzulösen. Bij bedeutet »Samen«; dort ist schon die gesamte Identität enthalten und in konzentrierter Form eingekapselt. Sat Nam ist eines der stärksten Mantras überhaupt, denn es steht für die Wahrheit und diese Wahrheit sind Sie selbst – es ist Ihr Wesen, Ihr Name, Ihre eigentliche Identität.
Ausführung, Atem und Mudra: Legen Sie die linke Hand ins Gyan Mudra, Daumen und Zeigefinger zusammen, auf das linke Knie. Verschließen Sie mit dem rechten Daumen das rechte Nasenloch, die übrigen Finger zeigen wie Antennen nach oben. Atmen Sie langsam und tief nur durch das linke Nasenloch.
Fokus: Die Augen sind geschlossen.
Abschluss: Atmen Sie noch einmal ein, halten Sie den Atem für einen Moment an und lassen ihn dann sanft ausströmen.

Flugangst und Reisefieber

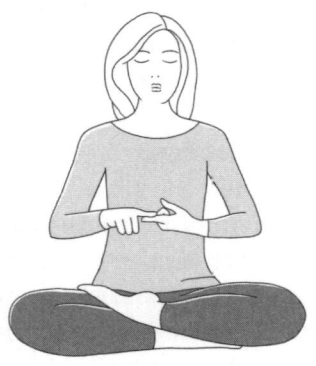

Diese Meditation macht Sie empfindsam gegenüber Veränderungen der Erde, wie z. B. Erdbeben, Klimakatastrophen, Fluten und anderen Naturphänomenen, sodass Sie Gefahren vorausahnen und sich darauf vorbereiten können. Flugangst und Reisefieber sind demgegenüber übersteigerte Vorahnungen – mit dieser Meditation sensibilisieren Sie Ihr System gegenüber echten Bedrohungen und stärken gleichzeitig Ihre Nerven angesichts vermeintlicher Gefahren. Außerdem erhält die Meditation, regelmäßig praktiziert, Ihre geistige und körperliche Jugendfrische, belebt das Gehirn, beseitigt Müdigkeit und setzt einen konstanten Energiefluss in Gang. Dadurch, dass Sie einfühlsamer und wahrnehmungsfähiger werden, entwickeln Sie auch heilende Kräfte, die Sie für sich und andere nutzen können.

Sitzposition: Einfache Haltung mit aufrechter Wirbelsäule
Zeitdauer: Drei bis elf Minuten
Ausführung, Atem und Mudra: Winkeln Sie die Arme an und halten Sie die Hände auf Höhe des Sonnengeflechts.

Machen Sie lockere Fäuste, strecken jedoch die Zeigefinger aus und legen sie über Kreuz am zweiten Fingerglied übereinander, wobei der rechte Finger oben liegt.

Atmen Sie tief und sehr langsam für etwa fünfzehn Sekunden durch die Nase ein. Atmen Sie dann durch den gespitzten Mund kräftig und vollständig aus, ohne zu pfeifen. Lenken Sie den Atemstrom sanft auf die Fingerspitzen, wobei Sie den Kopf leicht neigen und spüren Sie, wie die Fingerspitzen kühl werden oder vibrieren.

Fokus: Richten Sie die Aufmerksamkeit auf Ihr eigenes Prana (Lebensenergie) im Atem.

Abschluss: Verschränken Sie die Finger, strecken Sie die Arme über den Kopf und dehnen und recken Sie sich.

Schock

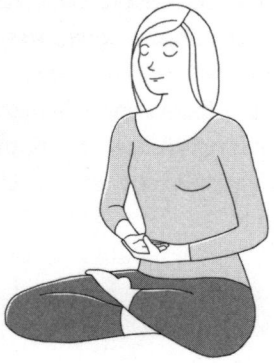

Diese Meditation bringt die Gehirnhälften in Balance. Das ermöglicht dem Gehirn, sein Gleichgewicht bei einer plötzlichen Schockwirkung aufrechtzuerhalten. So wird eine starke nervliche Erschütterung verhindert.

Sitzposition: Jede aufrechte Position, auch auf einem Stuhl.

Zeitdauer: Elf Minuten

Mudra: Entspannen Sie die Arme mit gebeugten Ellbogen, bewegen Sie die Unterarme vor dem Körper aufeinander zu und legen Sie die rechte Handfläche in die linke. Halten Sie das Mudra zweieinhalb Zentimeter über dem Nabel. Ziehen Sie die Daumen zum Körper und drücken Sie die Daumenspitzen aneinander.

Fokus: Schauen Sie auf die Nasenspitze.

Ausführung, Atem und Mantra: Atmen Sie tief ein und vollständig aus, während Sie monoton das folgende Mantra singen: Sat Naam Sat Naam Sat Naam Sat Naam Sat Naam Wahe Guru. Atmen Sie wieder ein und singen Sie das Mantra zweimal. Atmen Sie erneut ein und singen Sie dreimal. Eventuell müssen Sie recht schnell singen, bis Sie die nötige Atemkapazität aufgebaut haben. Benutzen Sie die Zungenspitze, um jede Silbe genau zu artikulieren.

Abschluss: Atmen Sie fünfmal tief ein und vollständig aus. Atmen Sie dann tief ein, halten den Atem an und strecken die Arme so hoch wie möglich über den Kopf. Strecken Sie sich mit aller Kraft. Atmen Sie aus und lassen Sie die Arme sinken.

Schmerzen

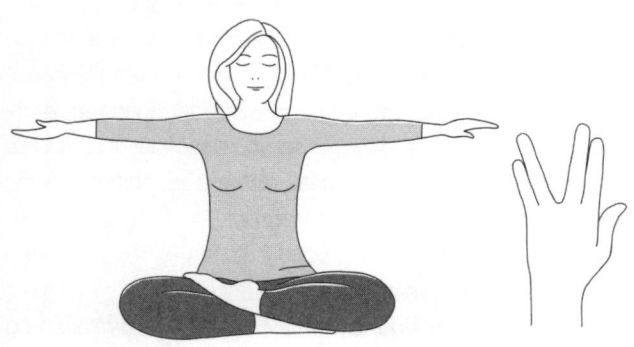

Diese Meditation setzt einen Selbstheilungsprozess in Gang, der jedoch zuerst schmerzhaft sein kann – das heißt, die Position der Arme kann, je nachdem, in welchem Zustand Ihr Nervensystem ist, unangenehm und anstrengend sein und den Wunsch hervorrufen, die Meditation zu beenden. Versuchen Sie, Ihre Grenzen jeweils etwas zu erweitern, indem Sie die Position von Tag zu Tag ein wenig länger halten. Damit trainieren Sie Ihr Nervensystem, das heißt Ihre Fähigkeit, den Herausforderungen des Lebens zu begegnen. Ihr gesamtes Zentralnervensystem wird ausgeglichen und die Kraft Ihres Körpers, Schmerzen auszuhalten, hilft Ihnen letztlich dabei, alle Hindernisse zu überwinden.

Sitzposition: Einfache Haltung, die Wirbelsäule ist gestreckt und das Kinn leicht nach hinten gezogen.
Zeitdauer: Zwei bis elf Minuten
Mantra: Denken Sie »los« beim Einatmen und »lassen« beim Ausatmen.

Ausführung und Mudra: Teilen Sie Ihre Finger in zwei Hälften, sodass Zeige- und Mittelfinger sowie Ringfinger und kleiner Finger je eine Hälfte bilden. Der Daumen liegt an den Zeigefinger geschmiegt. Strecken Sie die Arme seitlich parallel zum Boden aus. Spüren Sie die Streckung in den Achselhöhlen. Drehen Sie die Hände so, dass die linke Hand nach unten zeigt und die rechte nach oben. Halten Sie die Arme gestreckt und auf Schulterhöhe.

Fokus: Augen geschlossen, Blick auf den Punkt zwischen den Augenbrauen gerichtet.

Atem: Atmen Sie tief durch den Mund ein und vollständig durch die Nase aus. Verlangsamen Sie Ihre Atmung, so weit Sie können – Ziel sind drei Atemzüge pro Minute.

Abschluss: Atmen Sie tief durch den Mund ein, halten Sie den Atem an, wobei Sie die Arme zur Seite und die Wirbelsäule nach oben strecken. Atmen Sie durch die Nase aus und wiederholen Sie dies noch zweimal, dann lassen Sie mit dem Ausatmen und einem Seufzer die Arme sinken. Spüren Sie einen Moment mit geschlossenen Augen nach, was die Meditation bei Ihnen bewirkt hat. Dann lassen Sie Bewegungen kommen und lockern den Körper.

Genesung nach
einem Krankenhausaufenthalt

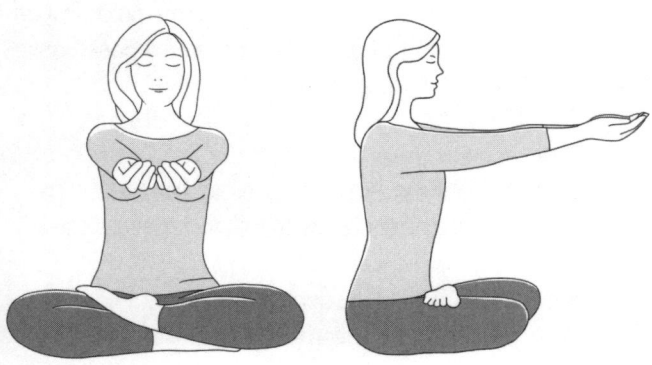

Diese Meditation sollten Sie machen, wenn Sie gerade im Krankenhaus waren, um sich davon zu erholen. Sie kann auch dazu beitragen, einen Krankenhausaufenthalt zu vermeiden. Sie stellt in beiden Gehirnhälften einen Zustand der Neutralität her und bringt Sie dadurch ins Gleichgewicht. Zudem wirkt sie auf den Ischiasnerv und bringt den Körper in Balance.

Sitzposition: Jede aufrechte Sitzposition, zum Beispiel in der einfachen Haltung oder auch auf einem Stuhl.
Zeitdauer: Maximal elf Minuten
Mantra: Der Körper kann alles.
Ausführung, Atem und Mudra: Strecken Sie die Arme parallel zum Boden nach vorne aus, Ellbogen gestreckt. Formen Sie die Hände zu einer Schale, als ob Wasser hineingegossen werden sollte. Atmen Sie lang und tief und beobachten Sie, wie der Atemrhythmus sich ändert. Wenn Gedanken kommen, wiederholen Sie innerlich das Mantra.

Fokus: Die Augen sind fast vollständig geschlossen.

Abschluss: Atmen Sie noch einmal ein und halten Sie den Atem einen Moment an. Lassen Sie die Arme mit dem Ausatmen sinken und spüren Sie zwei Minuten mit geschlossenen Augen nach.

»Tershula: Shivas Paukenschlag für Heilung« zur Aktivierung des Selbstheilungsprozesses

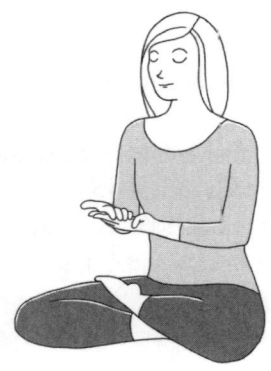

Die drei hinduistischen Götter heißen Brahma, Vishnu und Shiva. Shiva ist der Zerstörer und gleichzeitig der Erneuerer. Tershula ist sein Paukenschlag und kann den Selbstheilungsprozess aktivieren. Diese Meditation gleicht das Nervensystem aus und kann viele psychologische Verwirrungen und Unausgewogenheit der Persönlichkeit kurieren, wenn Sie sie regelmäßig praktizieren. Sie ist ebenso hilfreich, um Phobien loszuwerden. Es wird empfohlen, diese Meditation entweder in einem kühlen Raum zu machen oder nachts, denn sie regt die Kundalini direkt an und ruft Hitze im Körper hervor.

Sitzposition: Einfache Haltung mit leicht eingezogenem Nacken

Zeitdauer: Elf Minuten

Mantra: Har Har Wahe Guru.

Har ist die fundamentale Kraft der Schöpfung. Har zu rezitieren befreit von Karma, das sind Anhaftungen aus vergangenen Zeiten und Leben, die uns das Leben heute erschweren. Wahe Guru bedeutet »die Freude angesichts des Weges vom Dunkeln ins Licht«. Das Mantra hilft uns, verrückten Situationen zu entgehen und stoppt widrige Umstände.

Ausführung, Atem und Mudra: Bringen Sie die Ellbogen an die Rippen und strecken Unterarme und Hände vor sich aus, legen Sie die Hände vor dem Herzen übereinander. Dabei liegt die rechte Hand in der linken und beide Handflächen zeigen nach oben. Sie sind ungefähr zehn Grad höher als die Ellbogen, die Handgelenke sind gestreckt, die Daumen sind seitlich abgespreizt.

Atmen Sie durch die Nase ein, ziehen dann den Nabel nach innen und halten den Atem an. Wiederholen Sie das Mantra im Geist so lange, wie Sie den Atem anhalten können. Stellen Sie sich währenddessen vor, dass Ihre Hände von weißem Licht umgeben sind.

Atmen Sie durch die Nase aus und stellen Sie sich dabei Blitze vor, die aus den Fingerspitzen schießen.

Halten Sie den Atem aus, spannen Sie Bauch und Beckenboden an (Mulband) und wiederholen Sie im Geiste wieder das Mantra, so lange Sie können.

Atmen Sie wieder ein und beginnen Sie erneut.

Fokus: Schließen Sie die Augen und schauen Sie auf die Innenseite der Augenlider.

Abschluss: Atmen Sie einige Male entspannt ein und aus und stellen Sie sich vor, dass Sie von einem weißen Licht umgeben sind.

Meditationen bei psychischen Problemen

Rastloser Geist

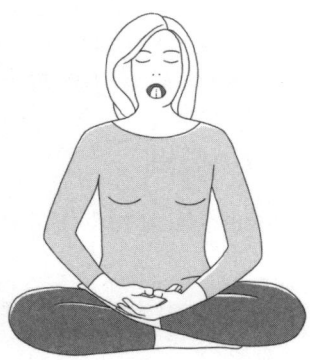

Diese Meditation bringt einem extrem unruhigen Geist unmittelbare Erleichterung. Sie besitzt therapeutische Qualitäten und ist bei regelmäßiger Durchführung wirksamer als viele Psychopharmaka.

Sitzposition: Jede beliebige Sitzposition mit geradem Rücken ist möglich, zum Beispiel im Fersensitz, in der einfachen Haltung oder auf einem Stuhl.
Zeitdauer: Beginnen Sie mit drei oder fünf Minuten. Mit einiger Übung und bei dringender Notwendigkeit meditieren Sie auf diese Weise für elf bis einunddreißig Minuten.
Mantra: Ich bin ganz ruhig.
Ausführung, Atem und Mudra: Legen Sie die Hände in den Schoß, die rechte Handfläche ruht in der linken, die Daumen berühren einander an den Kuppen. Dieses Mudra

heißt Buddhi Mudra. Öffnen Sie den Mund so weit wie möglich und berühren Sie mit der Zungenspitze den oberen Gaumen. Atmen Sie dabei normal durch die Nase, ohne sich zu bemühen, sonderlich lang und tief zu atmen und wiederholen Sie im Geist das Mantra.

Fokus: Konzentrieren Sie sich auf die Nasenspitze.

Abschluss: Schließen Sie den Mund, atmen Sie noch einmal ein und aus und entspannen Sie die Position. Stehen Sie auf und gehen Sie umher.

Einsamkeit und Unruhe

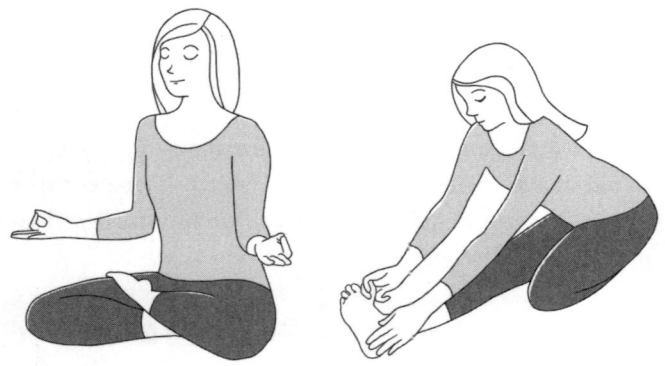

Dies ist eine der wenigen Meditationen, die am besten abends praktiziert werden sollten. Sie hilft gegen Einsamkeit und Unruhe, die oft abends am stärksten empfunden werden. Sie hilft besonders Frauen und besteht aus zwei Teilen.

Teil 1

Sitzposition: Einfache Haltung mit aufrechter Wirbelsäule und leichter Nackenschleuse: Ziehen Sie das Kinn in Richtung Kehlkopf ein und machen Sie ein leichtes Doppelkinn.

Zeitdauer: Elf Minuten

Ausführung und Mudra: Heben Sie die Unterarme parallel zum Boden an, in einer Linie mit den Oberschenkeln. Die Handflächen zeigen nach oben. Bilden Sie mit den Fingern ein offenes, empfangendes Gyan Mudra, indem Sie Daumen- und Zeigefingerspitze aneinanderlegen und die übrigen Finger ausstrecken.

Fokus: Schauen Sie mit geschlossenen Augen zum Dritten Auge. Stellen Sie sich vor, dort sei die Spitze eines Dreiecks, dessen beide andere Winkel die Hände sind.

Atem und Mantra: Atmen Sie nun in vier Teilen ein und denken Sie dabei »Sat Sat Sat Sat«. Atmen Sie in einem langen Takt aus und denken Sie dabei »Naaaam«.

Abschluss: Atmen Sie tief ein und neigen Sie den Kopf nach hinten. Beim Ausatmen heben Sie ihn zurück in die Horizontale.

Teil 2

Sitzposition: Setzen Sie sich nun auf die linke Ferse und strecken Sie das rechte Bein gerade nach vorn aus.

Zeitdauer: Drei Minuten

Ausführung, Atem und Mudra: Umfassen Sie mit der rechten Hand den großen Zeh des ausgestreckten Beines und ziehen Sie ihn sacht zu sich heran. Greifen Sie mit der anderen Hand die Ferse des rechten Fußes. Atmen Sie natürlich.

Fokus: Schauen Sie auf den großen Zeh.

Abschluss: Atmen Sie tief ein, halten Sie den Atem einen Moment an und lösen Sie mit dem Ausatmen die Position.

Sorgen

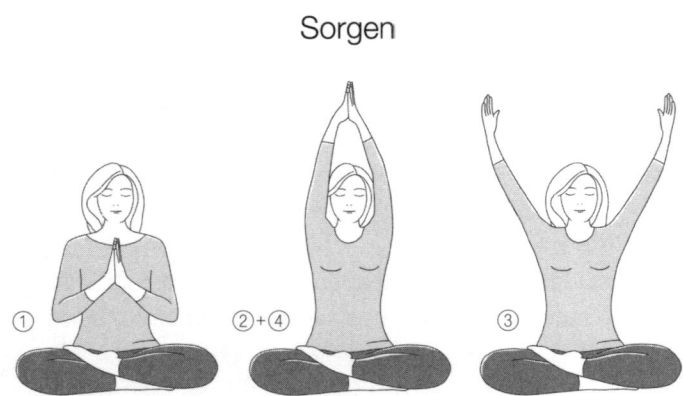

Sorgen werden meist durch handfeste Anlässe, Diagnosen oder zumindest Vermutungen ausgelöst. Sie sind auf die Zukunft gerichtete Ängste, die von einem Gefühl der Niederlage oder des Verlustes begleitet werden. Sich Sorgen zu machen kann sehr belastend sein. Dabei ist der Zustand der Besorgtheit nebulös und nicht mit einer Absicht zu handeln verknüpft, wenngleich der Verstand uns weismachen will, dass er verschiedene Handlungsoptionen durchspielt. Wir befinden uns vielmehr in einem Gedankenkarussell, in Spiralen und Schleifen, aus denen wir nur schwer aussteigen können. Der Geist, und zwar der Anteil unseres Geistes, der eigentlich die Funktion hat, uns zu warnen, zeigt ungefragt, was geschehen kann: Er malt in bunten Bildern eine Zukunft voller Krankheit, Schmerzen, Armut oder Leid aus. Wenn das geschieht, leben wir nicht mehr in der Gegenwart. Wir opfern das Jetzt einer ungewissen Zukunft, von der wir noch nicht einmal wissen, ob sie auch nur annähernd so schwarz sein wird, wie unser überaktiver Geist uns glauben machen will.

Außerdem treten die meisten Befürchtungen nicht ein (was einen tatsächlich an Schicksalsschlägen ereilt, das erahnt man zum Glück nicht ...) – doch das pure Wissen darum, dass es unnötig ist, sich Sorgen zu machen, schützt leider nicht davor, es dennoch immer wieder zu tun. Der Geist macht also, was er will und gaukelt es einem auch noch als Vernunft vor. Es ist egal, wie sehr man sich vornimmt, sich keine Sorgen mehr zu machen – man tut es doch immer wieder, wenn man entsprechend programmiert ist. Die einzige Möglichkeit, das zu ändern, besteht darin, sich hinzusetzen und zu meditieren, wenn die Sorgen kommen. Hilfreich dabei ist eine Mantrameditation, da die bewusste Konzentration auf ein gesungenes oder gedachtes Wort oder einen Satz hilfreich ist, um den sorgenvollen Geist zu beruhigen.

Sitzposition: Einfache Haltung

Zeitdauer: Elf bis fünfzehn Minuten

Mantra: (1) Aad Gureh Nameh, (2) Jugad Gureh Nameh, (3) Sat Gureh Nameh, (4) Siri Guru Deveh Nameh.

Musikvorschläge: Gurudass: »Circle of Light«, 2. Stück, Satyaa: »Satyaa Sings Kundalini Yoga Mantras«, 6. Stück.

Ausführung, Atem und Mudra: Bei (1) legen Sie die Hände vor der Brust aneinander (Gebetsmudra), bei (2) strecken Sie die Arme und bringen somit die Hände über den Kopf, bei (3) öffnen Sie die Arme in einen Sechzig-Grad-Trichter, bei (4) schließen Sie die Hände wieder, bei (1) beginnt der Zyklus von vorn mit den Händen vor der Brust.

Halten Sie die Augen geschlossen, schauen Sie auf den Punkt zwischen den Augenbrauen und singen Sie voller Hingabe und aus Ihrem Herzen. Stellen Sie sich vor, wie Sie durch den Trichter Ihrer Arme alle Energie und Unterstützung aus dem Universum aufnehmen, derer Sie benötigen.

Abschluss: Nach Ablauf der Zeit legen Sie die Hände in den Schoß und stellen sich einen Schutzschirm um sich herum vor.

Diese Meditation ist eine sogenannte *Celestial Communication*, eine »himmlische Kommunikation«. Singen und Chanten öffnen das Herz, beflügeln die Seele und verbinden Sie mit dem großen Ganzen. Auf diese Weise können Sie aus der zermürbenden Sorgenspirale aussteigen. Das Mantra ist ein Schutzmantra und bedeutet: »Ich verneige mich vor der unendlichen, zeitlosen Weisheit, ich verneige mich vor der ewigen Weisheit, ich verneige mich vor der wahren Weisheit, ich verneige mich vor der höchsten Weisheit.« Indem Sie Ihren begrenzten und individuellen Erfahrungshorizont mit der universellen Weisheit verbinden, erleichtern Sie Ihr Herz und machen Ihr Schicksal erträglicher – zuerst vielleicht nur für die Dauer der Meditation, doch mit fortschreitendem Üben werden die gelassenen Atempausen inmitten der Sorgen zunehmen.

Niedergeschlagenheit und Energielosigkeit

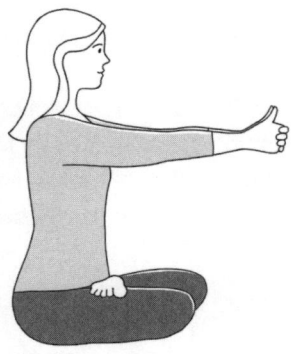

Diese Meditation wirkt Wunder gegen Niedergeschlagenheit, depressive Verstimmungen und lädt Sie mit neuer Lebenskraft auf. Sie baut ein neues System auf, indem sie Ihren Energiekörper stärkt und Ihnen die Fähigkeit vermittelt, mit Niederlagen umzugehen.

Sitzposition: Setzen Sie sich mit aufrechter Wirbelsäule und leicht angezogenem Kinn in die einfache Haltung.

Zeitdauer: Beginnen Sie mit drei bis fünf Minuten. Später können Sie sich auf elf Minuten steigern.

Ausführung, Atem und Mudra: Strecken Sie die Arme gerade nach vorn und parallel zum Boden aus. Schließen Sie die rechte Hand zur Faust und umfassen Sie sie mit der linken Hand. Die Handwurzeln berühren sich, die Daumen sind aneinander nach oben gestreckt.

Atmen Sie fünf Sekunden lang ein und fünf Sekunden lang aus, wobei Sie gedanklich bis fünf zählen. Halten Sie den Atem dann fünfzehn Sekunden lang aus, während Sie inner-

lich bis fünfzehn zählen und beginnen Sie von vorn. Mit fort-
dauernder Übung versuchen Sie, den Atem immer länger
anzuhalten.

Fokus: Die Augen sind geöffnet und der Blick ist auf die
Daumen gerichtet.

Abschluss: Atmen Sie noch einmal tief ein und aus, halten
Sie den Atem aus und spannen Sie alle Muskeln an. Dann
entspannen Sie. Lassen Sie die Hände auf die Knie sinken
und spüren Sie mit geschlossenen Augen einen Moment
nach.

Prüfungsangst und Lampenfieber

Prüfungsangst und Lampenfieber resultieren aus mangeln-
dem Selbstwertgefühl verbunden mit einem geschwächten
Nervensystem. Beides lässt sich aus Yogasicht mit einer
schwachen Aura und einer fehlenden Verbundenheit mit
dem großen Ganzen erklären. Diese Meditation stärkt den
Sie umgebenden Schutzschild und reinigt die Energiezent-
ren Ihres Körpers, die Chakras. Sie wird auch »Blaues-
Licht-Reinigungs-Meditation« genannt.

Sitzposition: Einfache Haltung
Zeitdauer: Drei bis elf Minuten
Mantra: Ich ruhe in mir selbst.
Ausführung, Atem und Mudra: Legen Sie die Hände ins
bereits beschriebene Gyan Mudra auf die Knie. Atmen Sie in
vier gleich langen Teilen ein und langsam und ohne Unter-
brechung wieder aus. Stellen Sie sich beim Einatmen vor,
wie ein weißes Licht am Scheitelpunkt Ihres Kopfes (Kro-

nenchakra) in Sie hineinströmt. Beim Ausatmen visualisieren Sie ein blaues Licht, das durch die Haut, jede einzelne Pore, hinausfließt und dabei den Sie umgebenden Schutzschild füllt.

Abschluss: Atmen Sie noch einmal tief ein, halten Sie den Atem einen Moment lang an und entspannen Sie mit dem Ausatmen.

Schlafstörungen, Stress und Jetlag

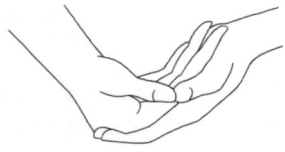

Diese Meditation heißt Shabd Kriya. Mit ihr können Sie Ihr Nervensystem regenerieren. Shabd Kriya ist ebenso eine gute Methode, um einen Jetlag und generelle Nachwirkungen von längeren Reisen zu überwinden. Es bringt Nervensystem und magnetisches Feld wieder ins Gleichgewicht. Shabd Kriya hilft, einen tiefen Schlaf zu finden und erholt aufzuwachen. Die Meditation kann auch nach einer längeren Stressphase hilfreich sein. Wenn Sie unter Schlafstörungen leiden, sollten Sie die Meditation abends unmittelbar vor dem Zubettgehen, schon auf dem Bett sitzend, für mindestens vierzig Tage machen.

Sitzposition: Sitzen Sie in bequemer Haltung mit aufrechter Wirbelsäule.
Zeitdauer: Drei bis elf Minuten

Ausführung, Atem und Mudra: Legen Sie die Hände in den Schoß, die rechte Hand in der linken. Bringen Sie die Daumenkuppen aneinander, wobei die Daumen nach vorne zeigen.

Atmen Sie in vier gleich langen Zügen durch die Nase ein, sodass die Lungen vollständig mit Luft gefüllt sind, und zählen Sie dabei gedanklich: eins, zwei, drei, vier.

Halten Sie den Atem an und zählen Sie gedanklich bis sechzehn.

Atmen Sie dann in zwei Zügen aus, denken Sie »los – lassen«.

Fokus: Die Augen sind ein Zehntel geöffnet, schauen Sie auf die Nasenspitze.

Abschluss: Atmen Sie tief ein und aus und legen Sie sich dann schlafen – am besten auf die rechte Seite, damit das linke Nasenloch frei wird, welches die beruhigende Mondenergie aufnimmt.

Zukunftsangst

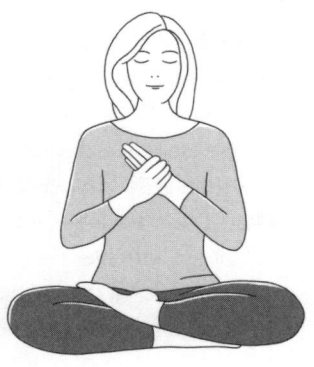

Diese Meditation befreit Sie von Angst vor der Zukunft, die Ihre unbewussten Erinnerungen an die Vergangenheit erzeugt haben. Das Mudra hilft dabei, die verzweifelten Voraussagen des Geistes zu neutralisieren, mit denen er Angst und Schmerz vermeiden will – dabei sind es diese Voraussagen selbst, die Angst auslösen und den Kontakt zu Ihren inneren Quellen, der Intuition und dem Herzen, wirklich stören.

Sitzposition: Bequeme, einfache Haltung
Zeitdauer: Elf Minuten
Mantra: Meditieren Sie auf das Mantra Dhan Dhan Ram Das Guru oder lauschen Sie einer musikalischen Version dieses Shabads, zum Beispiel auf der CD »Dhan Dhan Ram Das Gur« von Sat Purkh oder »Esperanza« von Guru Amrit Kaur.
Übersetzt bedeutet es: »Gesegnet, gesegnet sei Guru Ram Das«. Guru Ram Das war der vierte der zehn Sikh Gurus und gilt als Beispiel für Mitgefühl und selbstloses Dienen.

Außerdem komponierte er Verse und gründete die Stadt Amritsar, wo heute der Goldene Tempel steht. Man sagt, dies sei ein Mantra, um Wunder zu bewirken.

Ausführung, Atem und Mudra: Legen Sie die Rückseite der linken Hand in die Handfläche der rechten Hand. Umfassen Sie dann die linke Hand mit der rechten, sodass der rechte Daumen sich in die linke Handfläche schmiegt und kreuzen Sie den linken Daumen über den rechten. Legen Sie dieses Mudra auf Ihre Brustmitte, das Herzzentrum.

Fokus: Die Augen sind entspannt geschlossen.

Abschluss: Atmen Sie tief ein und entspannen Sie.

Niedergeschlagenheit bis hin zu akuter Depression

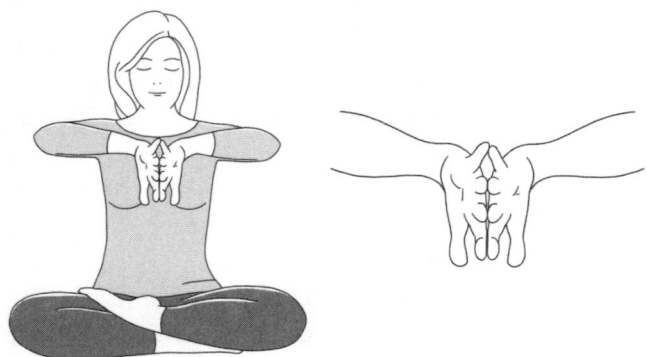

Diese Meditation kann schlimme depressive Zustände in nur elf Minuten lindern und das Gefühl von Leere und Antriebslosigkeit verringern.

Sitzposition: Jede bequeme, meditative Haltung

Zeitdauer: Elf Minuten

Mantra: Atmen Sie tief ein und singen Sie monoton oder flüstern Sie beim Ausatmen sechzehnmal Wahe Guru. Das Mantra bedeutet »Freude angesichts des Weges vom Dunkel ins Licht«. Ein vollständiger Zyklus dauert zwanzig bis fünfundzwanzig Sekunden.

Dieses Mantra heißt Trikuti-Mantra oder Guru-Mantra. Es wird dabei kein äußerlicher Guru angerufen, sondern der innere Lehrer, oder auch Kraft und die göttliche Energie in allen Lebewesen. Dieses Mantra zu rezitieren bringt Sie dem Zustand der Befreiung im Leben näher. Dieses Konzept heißt »Jiwan Mukhta« – es ist die yogische Vorstellung, dass der Mensch schon während seines Lebens von allem befreit sein kann, nicht erst mit seinem Tod.

Ausführung, Atem und Mudra: Bringen Sie die Handrücken aneinander und halten Sie die Hände auf Höhe zwischen Kehle und Herz. Die Finger zeigen nach vorn, also vom Körper weg und die Fingerknöchel sollten sich berühren. Halten Sie die Handgelenke etwa in einem Abstand von fünfzehn Zentimetern vom Körper entfernt. Die Unterarme sind möglichst parallel zum Boden, die Daumen weisen gerade und parallel zueinander nach unten. Dieses Mudra erzeugt eine starke Spannung auf den Handrücken.

Fokus: Schauen Sie auf die Nasenspitze oder auf die Oberlippe.

Abschluss: Atmen Sie tief ein und aus, spannen Sie dabei Bauch und Beckenboden an und halten Sie die Spannung einen Moment. Atmen Sie wieder ein und lösen Sie die Position.

Depressionen, emotionale Instabilität und Drogenmissbrauch

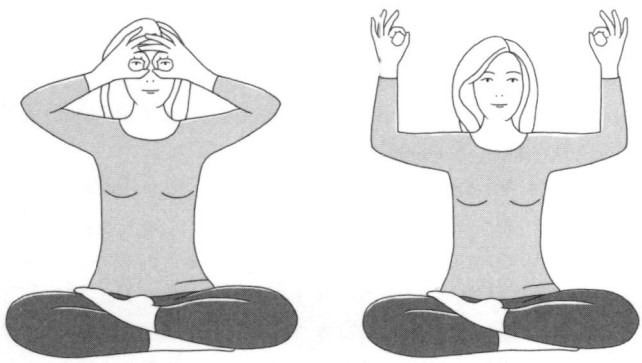

Nach yogischer Vorstellung ist jeder Mensch dazu geschaffen, schöpferisch zu sein. Kreativität an sich ist unbegrenzt. Doch Sie können sie auch auf ungute Weise einsetzen – indem Sie negative Gedanken und Depressionen kreieren. Damit dies nicht geschieht, müssen Sie Stabilität in Gedanken, Worten und Taten erreichen. Hierbei hilft es, den Atem mehr und mehr auszudehnen, denn im Unbewussten sind Atem und Leben das Gleiche. Wenn Sie Ihre Atemkapazität erweitern, können Depressionen gelindert werden. Die Yogis verstehen Depressionen als einen Mangel an Prana, an Lebenskraft. Daher wirken Atemübungen, bei denen die Aufnahme von Prana hervorgehoben, also die Einatmung betont und verlängert wird, gegen Depressionen.

Menschen, die irgendwann einmal Marihuana geraucht haben, tragen zumeist Spuren im Großhirn davon, die Verbindung beider Hemisphären ist gestört. Dies kann sich in periodischer Zerstreutheit, Mangel an Motivation und

Entfremdung zeigen – auch noch nach Jahren der Enthalt-
samkeit von Drogen. Diese Meditation stimmt die Gehirnhälften und -funktionen aufeinander ab und synchronisiert
das Gehirn. Daher ist sie ebenfalls empfehlenswert, um die
Nachwirkungen des Drogenkonsums aufzulösen.

Sitzposition: Einfache Haltung
Zeitdauer: Erster Teil drei Minuten, zweiter Teil elf Minuten
Ausführung, Atem und Mudra: Bringen Sie die Hände ins
Gyan Mudra, indem Sie die Zeigefinger- und Daumenspit-
zen zusammenlegen. Heben Sie die Arme, sodass die Finger beider Hände einander berühren – wie eine Brille. Die
Augen sind geöffnet und Sie starren durch die Finger zu einem imaginären Horizont. Mit dem Einatmen nehmen Sie
die Hände auseinander und halten die Arme auf Schulterhöhe parallel zum Boden, Unter- und Oberarm im rechten
Winkel, dabei blicken Sie weiter starr geradeaus. Beim Ausatmen bringen Sie die Hände wieder vor den Augen in die
»Brille«. Atmen Sie langsam und tief.
Mantra: Wenn Sie die Hände zum ersten Mal nach außen
bewegen, denken Sie »Sa«, beim Zusammenführen denken
Sie »Ta«. Bei der neuerlichen Bewegung denken Sie »Na«
und dann »Ma«. Meditieren Sie auf die Lebensenergie des
Atems. Spüren Sie, wie Sie den Atem mit der Bewegung
der Hände von der Mitte nach außen ziehen. In den ersten
anderthalb Minuten dauert ein Zyklus Sa Ta Na Ma acht Sekunden, in den zweiten anderthalb Minuten der Meditation
erhöhen Sie das Tempo auf vier Sekunden pro Zyklus.
Das Mantra ist ein sogenanntes Panj Shabd, ein fünfteiliges
Mantra, bestehend aus den Lauten S, T, N, M und A. Wört-
lich übersetzt bedeutet es »Unendlichkeit, Leben, Tod, Wie-

dergeburt« und beschreibt den natürlichen Kreislauf alles Lebendigen, das aus der Unendlichkeit (Sa) entsteht, für eine bestimmte Zeit eine Form des Lebens verkörpert (Ta), die mit dem Tod wieder aufgegeben wird (Na), um dann in einer neuen Form wieder zu entstehen (Ma). Es ist der Rhythmus der Schöpfung, der Jahreszeiten, der Gezeiten und des menschlichen Lebens.

Sie können das Mantra einsetzen, wenn Ihr Leben aus seinem Rhythmus gefallen ist, wenn Irrwege oder krankhafte Um- oder Abwege aufgelöst werden sollen und um einen harmonischen Fluss des Lebens wiederherzustellen. Das Mantra schenkt emotionale Balance.

Abschluss: Nach drei Minuten beenden Sie die Bewegung, atmen tief ein und entspannen Arme und Hände im Schoß. Schließen Sie die Augen und schauen Sie von innen auf den höchsten Punkt des Kopfes, das Kronenchakra. Entspannen Sie so vollkommen für elf Minuten.

Ängste, Phobien und Neurosen

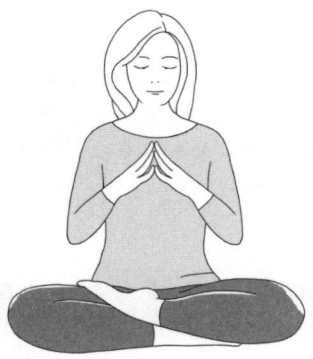

Diese Meditation ist besonders nützlich, um mit längst vergangenen Familienangelegenheiten umzugehen und stressreiche Beziehungen zu klären. Aus beunruhigenden Gedanken aus der Vergangenheit, die in der Gegenwart wieder auftauchen, können Phobien, Ängste und Neurosen entstehen. Mit dieser Meditation werden schwierige Situationen gelöst und in die Unendlichkeit abgegeben.

Sitzposition: Einfache Haltung mit aufrechter Wirbelsäule
Zeitdauer: Elf Minuten
Ausführung, Atem und Mudra: Halten Sie die Hände vor der Brustmitte, die Daumenspitzen und die jeweils korrespondierenden Finger der gegenüberliegenden Hand berühren sich wie ein Dach. Die Finger zeigen nach oben und die Handflächen berühren einander nicht. Atmen Sie nun fünf Sekunden lang ein, halten Sie den Atem fünf Sekunden lang und atmen Sie fünf Sekunden lang aus. Auf diese Weise atmen Sie viermal pro Minute.
Fokus: Schauen Sie auf die Nasenspitze.

Mantra: Begleiten Sie das Atemmuster still, indem Sie beim Einatmen, Atemanhalten und beim Ausatmen langsam bis fünf zählen.

Abschluss: Atmen Sie tief ein und halten Sie den Atem an. Spüren Sie den Schmerz der Vergangenheit. Lassen Sie ihn mit dem Ausatmen los. Wiederholen Sie das noch zweimal, dann entspannen Sie.

Drogen- und Alkoholprobleme sowie andere Süchte

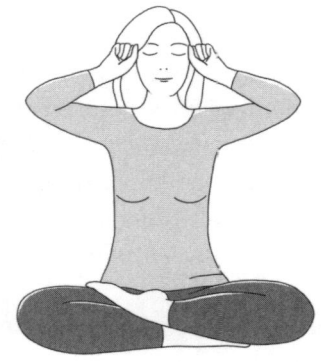

Diese Meditation hilft gegen alle Arten von Süchten und schlechten Angewohnheiten. In unserer Gesellschaft ist Unausgeglichenheit weitverbreitet und Suchtverhalten allgegenwärtig. Viele Menschen sind abhängig von Genussdrogen wie Rauchen, Alkohol, Essen oder auch von Tabletten, Fernsehen, Internet. Der Übergang von Genuss bzw. Zerstreuung zur Sucht ist dabei fließend, verbreitet ist auch ein kontrolliertes Suchtverhalten. Andere Menschen sind unterbewusst zutiefst abhängig von emotionaler Zuwendung, beruflichem Erfolg, materiellen Dingen. All das führt zu tiefer Unsicherheit und neurotischen Verhaltensmustern.

Verantwortlich dafür kann eine Unausgeglichenheit im Bereich der Zirbeldrüse (Epiphyse) sein. Diese steht in engem Kontakt mit der Hypophyse (Hirnanhangsdrüse). Eine Störung in diesem System beeinflusst die Balance von Körper und Geist, da die Hypophyse das gesamte Drüsensystem steuert.

Diese Meditation korrigiert diese Unausgeglichenheit. Sie ist für jeden hervorragend geeignet, jedoch besonders effektiv bei Drogen- und Alkoholproblemen und anderen Süchten.

Sitzposition: Einfache Haltung mit aufrechter Wirbelsäule. Drücken Sie die Lendenwirbel leicht nach vorn.

Zeitdauer: Fünf bis sieben Minuten, kann auf zwanzig Minuten gesteigert werden

Ausführung, Atem und Mudra: Ballen Sie beide Hände zu Fäusten, die Daumen sind jedoch ausgestreckt. Bringen Sie die Daumen an die Schläfen und drücken Sie sie in die kleine Vertiefung. Dort liegt ein besonderer Reflexpunkt für das Gehirn. Wird dieser Reflexpunkt stimuliert, wird die Unausgeglichenheit im Drüsensystem korrigiert.

Pressen Sie die Backenzähne aufeinander und halten Sie den Mund geschlossen. Mal erhöhen Sie den Druck auf die Backenzähne, mal schwächen Sie ihn ab. Dadurch spüren Sie, wie sich ein Muskel unter den Daumen bewegt. Massieren Sie diesen mit festem Druck der Daumen. Atmen Sie lang und tief.

Fokus: Die Augen sind geschlossen, Sie schauen von innen Richtung Drittes Auge, den Punkt zwischen den Augenbrauen.

Mantra: Denken Sie kontinuierlich das Mantra »Sa Ta Na Ma«, unabhängig von Ausführung und Mudra.

Abschluss: Tief einatmen und mit dem Ausatmen die Position entspannen. Stellen Sie sich vor, wie Sie vollkommen frei von jeglicher Abhängigkeit in sich selbst ruhen.

Meditationen bei beruflichen Krisen

Antriebslosigkeit

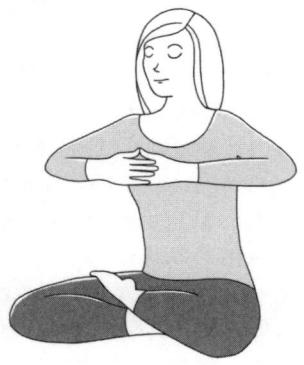

Diese Meditation bringt Nerven- und Drüsensystem ins Gleichgewicht. Die besondere Stellung der Daumen bewirkt, dass der Ischiasnerv am Ego-Punkt des Daumens neutralisiert wird. Gleichzeitig wird Druck auf bestimmte Meridianpunkte in den Schultern ausgeübt. Aus yogischer Sicht ergeben sich viele Probleme in sozialen Beziehungen daraus, dass die Menschen keine Kontrolle über ihren Atem haben. Der Atem ist die Verbindung zwischen Ihnen und der Welt und macht Sie empfindsam für Ihre Umgebung.

Die beste Zeit für diese Meditation ist mittags oder immer, wenn Sie scharfsinnig und überlegen sein wollen.

Sitzposition: Einfache Haltung mit aufrechter Wirbelsäule
Zeitdauer: Drei bis fünf Minuten
Mantra: Ich bin unbesiegbar.

Ausführung, Atem und Mudra: Beugen Sie die Ellbogen und heben Sie die Hände auf Höhe des Herzens, sodass sie sich fünf bis zehn Zentimeter vor dem Körper treffen. Alle Finger werden ausgestreckt und liegen dicht aneinander, die Handflächen nach innen gerichtet, wobei die rechte Hand auf dem Handrücken der linken liegt. Die Finger der linken Hand zeigen nach rechts, die der rechten nach links. Pressen Sie die Daumenspitzen zusammen und halten Hände und Unterarme parallel zum Boden.

Atmen Sie nun tief ein und halten Sie den Atem zehn Sekunden lang an. Atmen Sie vollständig aus und halten Sie den Atem zehn Sekunden lang aus. Zählen Sie dabei bis zehn. Achten Sie darauf, wirklich komplett auszuatmen – nur so werden im Gehirn und im zentralen Nervensystem die Überlebenssysteme für einige Sekunden aktiviert. Fahren Sie damit fort und richten Sie alle Aufmerksamkeit auf den Atem.

Fokus: Die Augen sind fast vollständig geschlossen und Sie schauen durch den verbleibenden Spalt.

Abschluss: Atmen Sie noch einmal ein, spannen Sie alle Muskeln an und entspannen Sie dann die Position. Fühlen Sie sich unbesiegbar.

Negative Gedanken

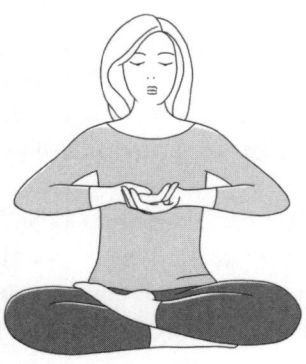

Die Bestimmung eines Menschen ist der äußere Ausdruck des inneren Bildes, das er von sich hat. Wenn Sie ein positives Bild von sich haben, können Sie Ihre Bestimmung erfüllen und Ihr höchstes Potenzial leben. Wenn Sie das Leben oberflächlich betrachten, sehen Sie nur den Abglanz des Inneren. Diese Meditation verändert Ihre Bestimmung, indem sie Ihr inneres Bild von den hartnäckigen, negativen Gedanken befreit. Sobald diese Einstellung beseitigt worden ist, können sich die positiven Gedanken ohne Störung manifestieren. Diese Meditation hilft außerdem dabei, Ihre Berufung zu finden und zu leben, anstatt in einem ungeliebten Beruf auszuharren und sie verhilft zu Durchhaltevermögen, um gewünschte Änderungen auch umzusetzen.

Sitzposition: Setzen Sie sich aufrecht in die einfache Haltung.
Zeitdauer: Elf Minuten
Ausführung, Atem, Fokus und Mudra: Legen Sie die Hände wie eine Schale ineinander, die rechte in der linken.

Die Finger liegen überkreuz. Heben Sie diese Schale auf Herzhöhe.

Richten Sie den Blick in diese Schale.

Atmen tief durch die Nase ein. Atmen Sie durch die gespitzten Lippen wieder aus, als ob Sie die Luft in Ihre Hände spucken wollten. Es ist ein langer, trockener Luftzug in Ihre Handflächen.

Meditieren Sie auf den speziellen Gedanken, den Sie haben, der Ihnen nicht gefällt. Stoßen Sie den Gedanken mit dem Ausatmen aus. Schauen Sie ihn sich mit dem Einatmen an und lassen ihn mit jedem Ausatmen mehr und mehr los. Nach elf Minuten atmen Sie tief ein und langsam durch die Nase aus.

Abschluss: Schließen Sie nun die Augen und beginnen Sie, sich auf Ihre Wirbelsäule zu konzentrieren. Ziehen Sie Ihre Aufmerksamkeit langsam die Wirbelsäule hinab bis ganz hinunter zum Steißbein. Spüren Sie Ihre 24 Wirbel. Nehmen Sie wahr, dass Sie eine Wirbelsäule haben. Spüren Sie die Wirbelsäule, als ob Sie einen Stock in der Hand halten. Je deutlicher Sie die gesamte Wirbelsäule bis hinunter zum Steißbein spüren können, umso mehr wird die Energie fließen und umso erleichterter werden Sie sein.

Kraftlosigkeit

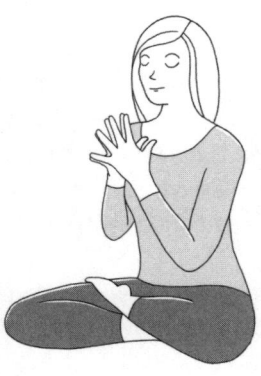

Diese Meditation verändert das Überbewusstsein, das in jedem Alltagsbewusstsein gegenwärtig ist. Mit dieser Meditation machen Sie die Erfahrung einer außerordentlichen Kraft. Wenn der Atem kontrolliert wird, Sie auf ihn meditieren und ihn lange genug anhalten, wirkt das auf den zentralen Energiekanal in der Wirbelsäule und auf die Hypophyse, die langsamer zu pulsieren beginnt. Die Hirnanhangsdrüse ist eine Art Schnittstelle des Gehirns, mit der hormonelle Vorgänge im Körper gesteuert werden. Wenn Sie Druck auf Sonnenfinger (Ringfinger) und Merkurfinger (kleiner Finger) ausüben, werden das parasympathische Nervensystem sowie die im Unterbewusstsein liegenden Instinkte ins Gleichgewicht gebracht. In den ersten drei bis fünf Minuten werden Sie nichts als Reizbarkeit spüren, bevor Sie dann eine tiefe Entspannung erleben.

Sitzposition: Einfache Haltung mit aufrechter Wirbelsäule
Zeitdauer: Acht Minuten

Mantra: Keins. Sie können jedoch »Sat« (Wahrheit) beim Einatmen und »Nam« (Name, Identität) beim Ausatmen denken.

Ausführung, Atem und Mudra: Bringen Sie die gespreizten Hände vor der Brust zusammen. Drücken Sie die Fingerspitzen bis auf die Daumen aneinander, sodass sie ein Dach bilden. Die Daumen berühren einander gar nicht, Zeige- und Mittelfinger leicht und Ringfinger und kleiner Finger sehr stark.

Atmen Sie nun sehr langsam, sehr lang und sehr tief ein und aus. Verleihen Sie dem Atem ein Rauschen, ein Meeresrauschen, indem Sie den Atem am Gaumen kontrolliert entlangführen. Konzentrieren Sie sich auf den Druck der Finger und den langsamen Atem, so tief Sie können.

Fokus: Augen geschlossen.

Abschluss: Atmen Sie einmal tief ein und strecken die Arme dann hoch über den Kopf. Halten Sie den Atem an und strecken Sie sich, so sehr Sie können, nach oben. Atmen Sie aus und lassen Sie die Hände oben. Atmen Sie wieder ein, halten Sie den Atem und strecken sich noch mehr. Atmen Sie vollkommen aus und entspannen Sie die Arme.

Geistige Übermüdung

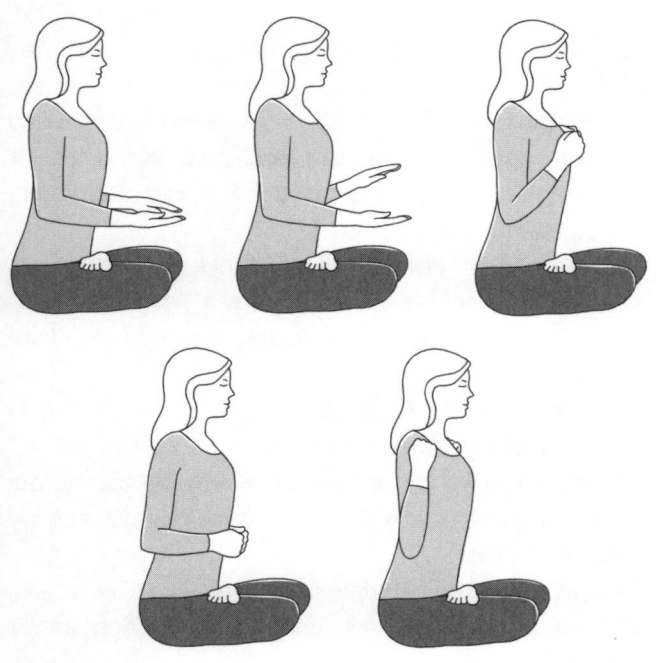

Diese Meditation entspannt das Zwerchfell und wirkt gegen geistige Müdigkeit – auch vorbeugend. Sie frischt die Blutzufuhr zum Gehirn auf und bewegt die Spinalflüssigkeit in der Wirbelsäule. Auch Leber, Milz und Lymphsystem profitieren davon.

Sitzposition: Einfache Haltung
Zeitdauer: Fünfzehn Minuten
Ausführung, Atem und Mudra:
Winkeln Sie die Ellbogen an und halten Sie Hände und Unterarme gerade nach vorn, parallel zum Boden. Die rechte

Hand zeigt nach oben, die linke nach unten. Die Oberarme liegen am Brustkorb.

Atmen Sie durch die Nase in acht Teilen ein und in acht Teilen aus. Bewegen Sie dabei die Hände mit jedem Atemabschnitt abwechselnd nach oben und unten – eine Hand geht nach oben und die andere gleichzeitig nach unten. Es ist eine kleine Bewegung, als würden Sie einen Ball prellen. Tun Sie dies für drei Minuten.

Wechseln Sie die Handhaltung: Die linke Hand zeigt nun nach oben, die rechte nach unten. Fahren Sie mit dem achtteiligen Atem und der Prellbewegung für weitere drei Minuten fort.

Wechseln Sie in die Ausgangsposition zurück und atmen und prellen Sie weitere drei Minuten.

Die Hände bleiben in der Position. Halten Sie den Körper absolut ruhig, beruhigen Sie Ihre Gedanken und atmen Sie langsam und tief.

Fokus: Während der »Prellphase« sind die Augen entspannt geschlossen, im letzten Teil konzentrieren Sie sich auf die Spitze des Kinns.

Abschluss: Atmen Sie noch einmal tief ein, halten Sie den Atem an, ballen Sie die Hände zu Fäusten und pressen Sie sie fünfzehn Sekunden lang stark gegen die Brust. Atmen Sie dann aus und wieder ein, halten den Atem an und pressen die Fäuste fünfzehn Sekunden lang gegen den Nabel. Noch einmal tief einatmen, dann halten Sie wieder fünfzehn Sekunden lang die Luft an, heben dabei die Fäuste auf Schulterhöhe und pressen die Oberarme an den Brustkorb. Entspannen Sie.

Unausgeglichenheit und schwache Nerven

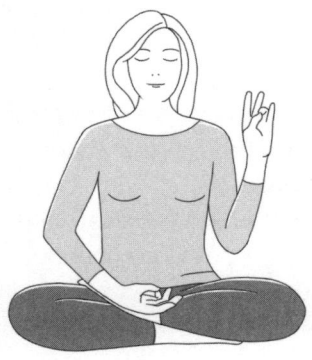

Diese Meditation hilft dabei, einen ruhigen Geist und starke Nerven zu erlangen. Sie unterstützt Sie darin, sich nach außen gegen Unvernunft und Irrationalität zu schützen. Sie ist eine der Meditationen, die Yogi Bhajan im heutigen Zeitalter der Informationsüberflutung speziell für geistige Ausgeglichenheit lehrte.

Sitzposition: Sitzen Sie mit gerader Wirbelsäule im Schneidersitz oder in einer anderen bequemen Sitzposition.

Zeitdauer: Elf Minuten

Ausführung, Atem und Mudra: Halten Sie die linke Hand in Höhe der Ohren und bringen Sie Daumen und Ringfinger so zusammen, dass die Fingerkuppen sich berühren, nicht jedoch die Fingernägel. Dieses Mudra heißt Surya Mudra, es regt die Sonnenenergie im Körper an. Frauen legen die rechte Hand in den Schoß, wobei sich die Kuppen von Daumen und kleinem Finger berühren – dies ist das Buddhi Mudra für Kommunikation. Für Männer ist die Handhaltung genau umgekehrt: Die linke Hand liegt im Schoß, die rechte ist erhoben. Atmen Sie lang und tief, aber nicht kräftig und schauen Sie den Gedanken dabei zu, wie sie wie Wolken im Wind vorüberziehen – Sie beobachten sie, können aber ihren Lauf nicht beeinflussen.

Fokus: Die Augen sind fast vollständig geschlossen und Sie blicken in Richtung des Punktes zwischen und etwas oberhalb der Augenbrauen.

Abschluss: Am Ende der Meditation atmen Sie tief ein, öffnen die Finger, heben die Hände über den Kopf und schütteln sie kräftig für einige Minuten aus. Dann lassen Sie sie entspannt sinken.

Fehlender Teamgeist

Diese Meditation dient dazu, den Energiestrom in jeder Situation zu fühlen, indem sie das Bewusstsein erweitert. Wenn Sie in der Lage sind, sich zu sensibilisieren und Ihre Aura so auszudehnen, dass sie mit der Teamenergie eine Kette bildet, werden Sie sofort wissen, was mit den anderen los ist. Die Meditation erweitert in elf Minuten all Ihre intuitiven Fähigkeiten.

Machen Sie zuvor ein paar Übungen, um den Kreislauf anzuregen oder nehmen Sie ein paar tiefe Atemzüge am offenen Fenster.

Sitzposition: Einfache Haltung oder eine andere aufrechte Sitzposition

Zeitdauer: Elf Minuten

Ausführung, Atem und Mudra: Bringen Sie die Hände ins Gyan Mudra, indem Sie Daumen und Zeigefinger zusammenlegen. Halten Sie die Wirbelsäule gerade und beginnen Sie, die gesamte Spannung aus der Wirbelsäule herauszulassen. Konzentrieren Sie sich darauf, jeden einzelnen Wirbel und den damit verbundenen Bereich des Körpers zu entspannen. Atmen Sie dabei vollkommen natürlich.

Fokus: Die Augen sind zu nahezu vollständig geschlossen. Schauen Sie auf den Punkt zwischen den Augenbrauen.

Abschluss: Atmen Sie tief ein und aus und öffnen Sie die Augen.

Konflikte und schwierige Situationen

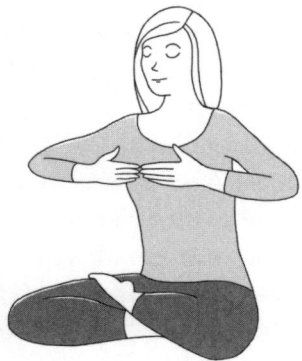

Dies ist eine sehr einfache und alte Meditation, um innere Konflikte zu lösen und einer schwerwiegenden Situation gewachsen zu sein. Es ist eine Meditation, während derer Sie nur zu beobachten brauchen, welche Veränderungen Sie durchlaufen. Sie überwachen sich quasi selbst, es ist reine Psychotherapie. Wesentlich ist der Atem: In dem Moment, da der Körper merkt, dass kein Atem mehr vorhanden ist, beginnt er sich auf eine höchst wirksame Weise anzupassen. Wenn der Atem lange genug ausgehalten und kein Prana mehr zugeführt wird, dann beginnt der Organismus, sich neu zu organisieren. Auf der psychischen Ebene arbeiten Sie an Ihrer Angst vor dem Tod, denn nicht mehr einatmen zu können ist damit assoziiert. Indem Sie üben, den Atem auszuhalten, vermindern Sie Ihre Angst vor dem Sterben.

Sitzposition: Im Schneidersitz mit gekreuzten Beinen

Zeitdauer: Wenn Sie einer sehr schwierigen Situation gegenüberstehen, werden fünf Minuten dieser Meditation dafür sorgen, dass Sie der Lage gewachsen sind.

Ausführung, Atem und Mudra: Drücken Sie die Hände auf die Brust, die Finger zeigen dabei zueinander. Die Hände sind entspannt, die Finger lang ausgestreckt und liegen dicht beieinander. Versuchen Sie, alle Anspannung in Armen und Händen loszulassen. Atmen Sie fünf Sekunden lang aus und halten Sie den Atem dann fünfzehn Sekunden lang aus. Zählen Sie dabei jeweils bis fünf bzw. fünfzehn. Atmen Sie wieder ein und beginnen Sie von vorn.

Fokus: Schließen Sie die Augen beinahe vollständig.

Abschluss: Atmen Sie ein letztes Mal ein und aus und entspannen Sie die Hände im Schoß. Halten Sie die Augen geschlossen und visualisieren Sie die schwierige Situation, der Sie gegenüberstehen, als gelöst.

Mobbing

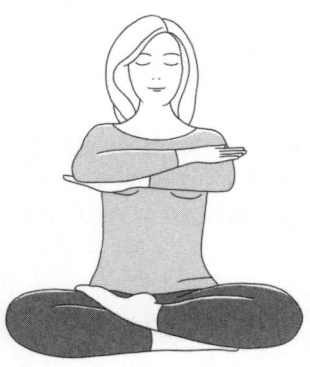

Manchmal führen Konflikte im Berufsleben dazu, dass wir meinen, den Umständen vollkommen ausgeliefert zu sein. Wenn Sie möglicherweise um Ihren Job bangen oder Mobbing ausgesetzt sind, kann diese Meditation Ihnen dabei helfen, geistige Kontrolle wiederzuerlangen. Sie dehnen mit dieser Übung quasi Ihr Selbst ins Universum aus.

Sitzposition: Einfache Haltung, gestreckter Nacken, Tendenz zum Doppelkinn
Zeitdauer: Drei bis elf Minuten
Mantra: Alles ist gut.
Ausführung, Atem und Mudra: Heben Sie die Arme vor dem Körper in Schulterhöhe an, beugen Sie die Ellbogen und legen Sie die rechte Hand auf die Stelle, wo der Ellbogen in den Oberarm übergeht. Der Handrücken der linken Hand befindet sich an derselben Stelle unter dem rechten Arm. Die Finger liegen aneinander und sind gestreckt. Ziehen Sie die Arme aus den Schultern heraus und finden Sie eine Balance in der Haltung.

Atmen Sie sehr langsam und bewusst. Wenn möglich, verleihen Sie dem Atem ein leichtes Rauschen, indem Sie ihn am Gaumen entlangführen.

Wenn Gedanken kommen, besinnen Sie sich auf das Mantra.

Fokus: Die Augen sind geschlossen.

Abschluss: Atmen Sie tief ein und aus und lassen Sie die Arme sinken. Lauschen Sie der Stille in sich.

Burn-out

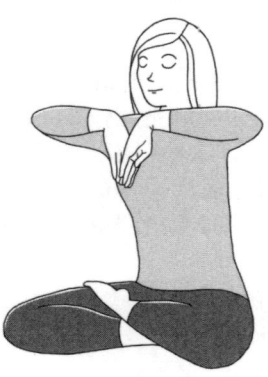

Diese Meditation ist das Beste, was Sie tun können, wenn Sie sich einst für Ihre berufliche Tätigkeit begeistert haben, nun aber vollkommen ausgelaugt sind und das Gefühl bekommen, ausgebrannt zu sein. Die Handhaltung bewirkt, dass Ihre Lebensenergie sich wie schlafend zurückzieht, damit der Körper sich regenerieren kann und um einen beginnenden Burn-out zu verhindern oder einen bestehenden zu kurieren.

Sitzposition: Einfache Haltung

Zeitdauer: Beginnen Sie mit elf Minuten. Falls Sie sich dazu in der Lage fühlen, können Sie die Dauer auf zweiundzwanzig Minuten erhöhen.

Mantra: Es gibt kein spezielles Mantra für diese Meditation. Am besten zählen Sie still für sich von eins bis acht beim Einatmen und ebenso beim Ausatmen.

Ausführung, Atem und Mudra: Entspannen Sie die Arme, beugen Sie die Ellbogen und heben Sie die Hände auf Höhe des Herzens. Legen Sie die Handrücken aneinander. Bringen Sie die Daumen in die Handflächen, sodass sie an der Wurzel des Mittelfingers liegen. Drücken Sie die Finger beider Hände gegeneinander. Halten Sie die Arme und Ellbogen möglichst locker.

Fokus: Konzentrieren Sie sich auf die Nasenspitze. Atmen Sie tief in acht gleichen Teilen ein und atmen Sie ebenfalls in acht gleichen Teilen wieder aus.

Abschluss: Nach der Meditation lassen Sie die Hände in den Schoß sinken. Sitzen Sie still für einige Minuten und entspannen Sie. Machen Sie diese Meditation nur, wenn genug Zeit zum Zurückkommen ist, da sie Sie sehr weit davontragen kann.

Meditationen bei Beziehungsproblemen

Ratlosigkeit

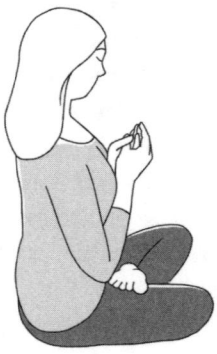

Wenn Sie ratlos sind, wie Sie auf die Konflikte in Ihrer Beziehung reagieren sollen, versuchen Sie es mit dieser Meditation. Sie ist sehr einfach und dennoch höchst wirksam, wenn sie korrekt ausgeführt wird. Sie koordiniert die Gehirnhälften, gibt Ihnen tiefe Einsicht in die Strukturen Ihrer Kommunikation und löst physische, geistige und emotionale Anspannung. Man nennt diese Meditation auch Gyan Mudra Kriya.

Sitzposition: Setzen Sie sich in den Schneidersitz oder auf einen Stuhl.
Zeitdauer: Elf Minuten
Ausführung, Atem und Mudra: Beugen Sie die Arme und heben Sie die Hände vor die Brust. Legen Sie die Handflächen ineinander, die Daumen über Kreuz. Welche Hand da-

bei vorn liegt, ist unerheblich. Halten Sie die Finger nach oben in einem bequemen Winkel zum Körper.

Atmen Sie zuerst durch die Nase ein und durch die Nase aus. Dann atmen Sie durch den Mund ein und aus. Nun atmen Sie durch die Nase ein und durch den Mund aus. Danach atmen Sie durch den Mund ein und durch die Nase aus. Beim Atmen durch den Mund spitzen Sie die Lippen, als wollten Sie pfeifen.

Wiederholen Sie dieses Atemschema:

Nase ein, Nase aus.

Mund ein, Mund aus.

Nase ein, Mund aus.

Mund ein, Nase aus.

Alle Atemzüge sollten tief, kräftig und vollständig sein.

Fokus: Schauen Sie aufs Dritte Auge, dann auf die Nasenspitze.

Abschluss: Atmen Sie noch einmal durch die Nase ein, halten Sie den Atem an und meditieren Sie einige Atemzüge lang auf Klarheit und Ruhe. Dann atmen Sie aus.

Unangenehme Erinnerungen und schmerzhafte Erfahrungen

Untersuchungen haben ergeben, dass Groll und fehlende Vergebung höchst gesundheitsschädlich sind, und zwar für die Person, der das Unrecht widerfahren ist und die grollt. Vergebung – was nicht Vergessen bedeutet – ist höchst heilsam.

Diese Meditation führt Sie in zehn Schritten zu innerem Frieden. Sie eignet sich sowohl für akute Beziehungsprobleme als auch zur Auflösung von dauerhaften, sogar jahrzehntealten Konflikten mit anderen Menschen oder von schmerzhaften Erinnerungen. Sie können die einzelnen Schritte beliebig oft wiederholen, so lange, bis Sie Linderung verspüren und der anderen Person oder der Situation vergeben können.

Sitzposition: Bequeme, aufrechte Haltung
Zeitdauer: Einige Minuten
Mantra: Wiederholen Sie in Gedanken das »Wa He Guru« und konzentrieren Sie sich dabei folgendermaßen:
Wa – Fokus auf dem rechten Auge
He – Fokus auf dem linken Auge
Guru – Fokus auf der Nasenspitze
Ausführung und Atem: Rufen Sie sich die unangenehme Situation in Erinnerung. Mit jeder Wiederholung der zehn Schritte können Sie diese Situation wieder angehen oder eine weitere auf die innere Bühne holen. Jeder Atemzug ist so langsam wie möglich.
Fokus: Die Augen sind fast ganz geschlossen, schauen Sie durch einen minimalen Schlitz auf die Nasenspitze.
Die zehn Schritte:
  1. Atmen Sie tief ein, dann langsam aus und sagen Sie in Gedanken wie oben beschrieben Wa – He Guru.
  2. Atmen Sie ein und holen Sie den Vorfall auf Ihre innere Bühne.
  3. Atmen Sie aus und wiederholen Sie Wa – He Guru.
  4. Atmen Sie ein. Vergegenwärtigen Sie sich Ihre Gefühle und Bedürfnisse in der Situation und spüren Sie sie.
  5. Atmen Sie aus und wiederholen Sie Wa – He Guru.

6. Atmen Sie ein und versetzen Sie sich in die andere Person, sehen Sie alles aus ihrer Perspektive.
7. Atmen Sie aus und wiederholen Sie Wa – He Guru.
8. Atmen Sie ein. Vergeben Sie der anderen Person und vergeben Sie sich selbst.
9. Atmen Sie aus und wiederholen Sie Wa – He Guru.
10. Atmen Sie ein und lassen Sie das Geschehene los, übergeben Sie es dem Universum.

Wut und innerer Ärger

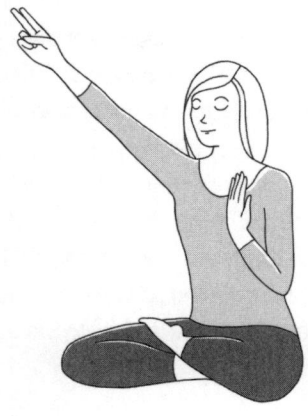

Diese Meditation ist hilfreich, wenn Sie ein ständiges Gefühl inneren Ärgers mit sich herumtragen und wenn Sie das Gefühl haben, in Ihrer Beziehung nicht genügend wertgeschätzt zu werden. Verborgene Wut, die sich oft unter einem Mantel scheinbarer Freundlichkeit verbergen kann, schwächt Ihr Immunsystem. Diese Meditation löst nicht nur unterschwellige Aggressionen, sondern stärkt auch Ihre Immunabwehr. Sie bringt den Lebensatem, die

Chakras und Ihr gesamtes System in Einklang. Machen Sie diese Meditation vierzig Tage lang – und Sie werden ein anderer Mensch sein.

Sitzposition: Einfache Haltung
Zeitdauer: Drei bis elf Minuten
Mantra: Loslassen
Ausführung, Atem und Mudra: Strecken Sie den rechten Arm in einem Winkel von sechzig Grad nach vorne und oben. Zeigefinger und Mittelfinger sind gestreckt; der Daumen hält die anderen beiden Finger nach unten. Legen Sie die linke Hand auf das Herz. Formen Sie mit dem Mund ein »O« und atmen Sie kräftig – nicht langsam, sondern kraftvoll – durch den Mund ein und aus. Werden Sie ruhig emotional, verbrennen Sie Ihren inneren Ärger und lassen Sie ihn los.
Fokus: Die Augen sind geschlossen.
Abschluss: Zum Beenden atmen Sie tief ein, halten den Atem zehn Sekunden lang an, strecken beide Arme und Hände über den Kopf und dehnen die Wirbelsäule. Atmen Sie dann so laut und donnernd wie ein Kanonenschlag aus. Wiederholen Sie dies zwei Mal, bevor Sie entspannen.

Ungelöste Konflikte und unausgesprochene Vorwürfe

Unstimmigkeiten, ungelöste Konflikte und unausgesprochene Vorwürfe können dazu beitragen, die Beziehung zu Ihrem Partner nachhaltig zu belasten. Wir neigen dazu, dem anderen die Schuld zu geben, wenn etwas nicht klappt, wenn die großen Gefühle der Anfangszeit versiegen. Doch

Krishnamurti, ein anderer großer Yogi, hat treffenderweise gesagt: »Beziehung ist der Spiegel, in dem wir uns selbst so sehen, wie wir sind.« Wenn Sie mit Ihrer Beziehung unzufrieden sind und Enttäuschung Ihre Partnerschaft nachhaltig belastet, kann diese Partner-Meditation helfen.

Sitzposition und Mudra: Setzen Sie sich Rücken an Rücken auf den Boden. Ihre gesamte Wirbelsäule sollte sich berühren. Stellen Sie die Füße auf, ziehen Sie die Knie zur Brust und umfassen Sie sie mit den Armen.
Zeitdauer: Drei Minuten
Mantra: Ich bin du.
Ausführung und Atem: Spüren Sie Ihr Herz. Hören Sie ihm zu, vorurteilslos und ohne zu werten. Meditieren Sie gleichzeitig auf die Sonne und bringen Sie sie in Ihr Herz. Lassen Sie sie alle Bitterkeit und allen Groll verbrennen, der sich dort angesammelt hat.
Fokus: Die Augen sind geschlossen.
Abschluss: Atmen Sie tief ein und aus. Lösen Sie die Position, öffnen Sie die Augen und umarmen Sie einander.

Streit und Gefühlschaos

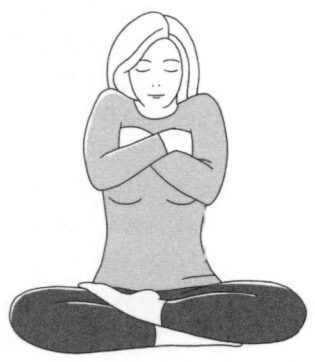

Diese Meditation heißt Sunia Antar, eignet sich besonders gut für Frauen und ist essenziell in Zeiten, wenn Sie aufgeregt, nervös oder besorgt sind, nicht wissen, was Sie tun sollen oder schreien möchten. In einem solchen Gemütszustand sollten Sie auf Ihren Wasserhaushalt und den Atem achten. Der menschliche Körper besteht überwiegend aus Wasser und sein Verhalten ist abhängig von der Beziehung zwischen Wasser, Erde, Luft und Äther. Wenn Sie zu wenig Wasser getrunken haben, geraten die Nieren unter Druck und das kann Angst und Aufregung verursachen.

Der Atem repräsentiert sowohl Luft als auch Äther. Normalerweise atmen wir etwa fünfzehnmal pro Minute. Wenn Sie Ihren Atem auf vier Atemzüge pro Minute verlangsamen können, bekommen Sie die Kontrolle über den Geist und können sich selbst unabhängig von den Umständen beruhigen. Diese Meditation hilft, das funktionale Gehirn zu balancieren und Ihre Gefühle auszugleichen. Die Gedanken werden nach zwei, drei Minuten zwar noch da sein, aber Ihre Gefühle darüber werden sich geändert haben.

Sitzposition: Einfache Haltung

Zeitdauer: Drei bis elf Minuten

Mantra: Ich bin ruhig und gelassen.

Ausführung, Atem und Mudra: Trinken Sie zuerst ein großes Glas Wasser. Wenn Sie wütend oder aufgeregt sind, sollten Sie immer erst den Wasserhaushalt erhöhen! Kreuzen Sie die Arme vor der Brust und klemmen die Hände unter die Achseln. Ziehen Sie die Schultern Richtung Ohren hoch, als würden Sie frieren, und ziehen Sie das Kinn leicht ein. Atmen Sie. Der Atem wird sich automatisch und nahezu ohne Ihr Zutun verlangsamen.

Fokus: Die Augen sind geschlossen.

Abschluss: Atmen Sie noch einmal ein und halten Sie den Atem dann an. Betrachten Sie sich selbst von außen, als seien Sie ein Zuschauer. Atmen Sie aus und lassen Sie alle Wut und allen Ärger aus sich herausfließen. Wiederholen Sie das noch zweimal. Dann legen Sie die Hände in den Schoß und lauschen ein paar Atemzüge lang Ihrer inneren Stille.

Entfremdung

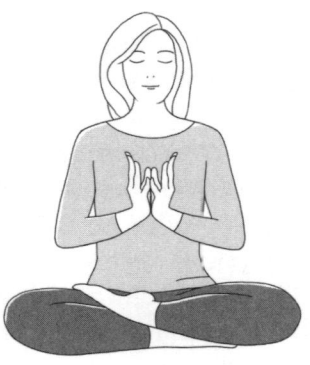

Das Herzchakra ist das erste der höheren Chakras, die mit Liebe, Kommunikationsfähigkeit und Einfühlung zusammenhängen. Yogisch steht das Herzzentrum für jede Art der Liebe. Kommt es in der Partnerschaft zu tiefer gehenden Konflikten, verschließt sich das Herzchakra oftmals und es kommt zur Entfremdung. Diese Meditation hilft dabei, das Herz wieder zu öffnen und zu stärken, damit wieder Verbundenheit empfunden werden kann.

Sie können diese Meditation entweder allein oder mit Ihrem Partner machen. Die Partnerversion hilft besonders dabei, unterschwellige Spannungen zu beseitigen.

Sitzposition: Einfache Haltung
Zeitdauer: Elf Minuten
Mantra: Liebe
Ausführung, Atem und Mudra: Halten Sie die Hände zehn bis fünfzehn Zentimeter vor der Brust im Lotos Mudra. Dabei berühren sich nur die Außenseiten der Daumen, die

Spitzen der kleinen Finger und die Handballen. Die übrigen Finger sind wie eine Lotosblüte weit geöffnet.

Fokus: Schauen Sie durch halb geschlossene Augen konzentriert nach unten auf die Daumenspitzen und spüren Sie dort den Atemhauch.

Mit Partner: Setzen Sie sich einander gegenüber, wobei die Knie sich fast berühren. Beide Partner halten das Lotos Mudra, wobei der Mann seine kleinen Finger unter die der Frau schiebt. Schauen Sie einander während der Meditation in die Augen. Nach fünf Minuten schließen Sie die Augen und legen die Hände übereinander auf Ihr eigenes Herzzentrum. Stellen Sie sich hierbei Ihren Partner in seinem höchsten Potenzial vor, umgeben von goldenem Licht.

Abschluss: Atmen Sie tief ein, halten Sie den Atem einen Moment und atmen Sie mit einem Seufzer aus.

Gebrochenes Herz

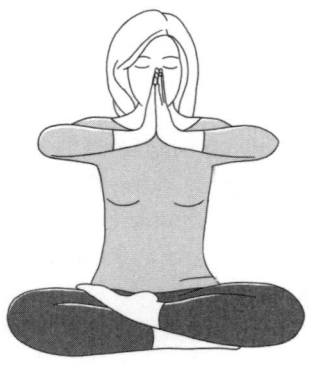

Das Ende einer Beziehung kann auf Nervensystem und Gehirn ähnlich wie eine körperliche Verletzung wirken. Im Extremfall tut es so weh wie beim Verlust einer Extremität. Um die emotionalen Wunden eines gebrochenen Herzens zu heilen, ist es nötig, die verwundeten Nerven zu beruhigen. Diese Meditation hilft dabei, das Nervensystem zu entspannen und den Atem so zu verlangsamen, dass Herz und Seele sich erholen können. Das Mudra stellt das innere Gleichgewicht wieder her, indem es einen subtilen Druck erzeugt, der den Herzmeridian entlang des kleinen Fingers und am äußeren Unterarm justiert. Zudem lindert das Mudra emotionale Gefühlsstürme.

Sitzposition: Einfache Haltung mit geradem Nacken.
Zeitdauer: Elf Minuten
Mantra: Es geht vorbei.
Ausführung, Atem und Mudra: Legen Sie die Handflächen aneinander und heben Sie die Hände so hoch, dass sich die Spitze des Mittelfingers auf Höhe des Dritten Auges

befindet. Unterarme und Oberarme sind parallel zum Boden. Atmen Sie lang, tief und ruhig.

Fokus: Die Augen sind geschlossen, schauen Sie nach innen.

Abschluss: Ein- und ausatmen, die Haltung entspannen und einen Moment ruhig sitzen. Stellen Sie sich Ihr Herz vor, das heil und unverwundet von einem rosafarbenen oder grünen Lichtschein umgeben ist.

Meditationen in existenziellen Krisen

Unruhige Gedanken

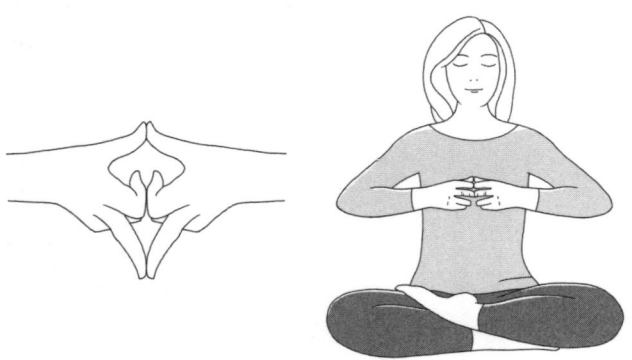

Diese Meditation ist eine echte Kurzmeditation, sie beruhigt die Gedanken innerhalb von nur drei Minuten. Das Mudra geht auf Buddha zurück, der es seinen Schülern gab, um ihren Geist zu kontrollieren. Es heißt »das Mudra, das dem Geist gefällt«.

Sitzposition: Setzen Sie sich mit aufrechter Wirbelsäule und leichter Nackenschleuse in die einfache Haltung.
Zeitdauer: Drei Minuten
Mantra: Wählen Sie ein Mantra, das zu Ihrer Situation passt, z. B. »Heilung«, »Ruhe«, »Alles wird gut« oder »Sat Nam«.
Ausführung, Atem und Mudra: Heben Sie die angewinkelten Arme vor den Körper und bringen Sie die Hände auf Höhe des Herzens zusammen. Ellbogen und Hände sind etwa auf einer Höhe. Beugen Sie die Zeigefinger zur Hand-

fläche und drücken Sie sie entlang des zweiten Fingerglie-
des aneinander. Die Mittelfinger sind ausgestreckt und treffen sich an den Fingerkuppen. Die restlichen Finger werden
in die Hand eingerollt. Legen Sie die Daumenkuppen aneinander, sodass sie in Richtung Körper zeigen. Halten Sie das
Mudra etwa zehn Zentimeter vor dem Körper, die Mittelfinger zeigen vom Körper weg.

Atmen Sie vollständig ein und halten Sie den Atem an, während Sie ein Mantra Ihrer Wahl elf bis einundzwanzig Mal
wiederholen.

Fokus: Konzentrieren Sie sich auf Ihre Nasenspitze.

Abschluss: Atmen Sie ein und aus und entspannen Sie.

Eskalation emotional aufgeladener Situationen

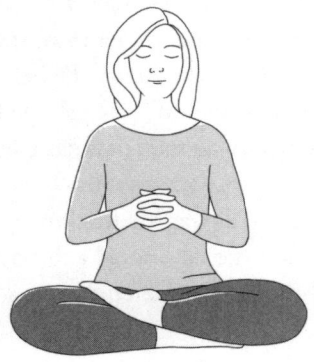

Diese Meditation kann Ihren energetischen Zustand verän-
dern. Wenn Sie durch die Nase atmen, ist immer ein Nasenloch aktiver als das andere. Normalerweise wechselt diese
Nasenlochdominanz alle zweieinhalb bis drei Stunden –
möglicherweise haben Sie das noch nie zuvor bemerkt.

Wenn man erkältet ist, fällt am ehesten auf, dass mal das linke, mal das rechte Nasenloch freier ist. An den Nasenlöchern enden zwei Hauptnadis. Zum linken Nasenloch führt der Nadi Ida (mit kühler Energie, die blutdrucksenkend und schlaffördernd wirkt) und rechts endet Pingala (mit heißer Energie, kreislaufanregend und energetisierend).

In emotional aufgeladenen Situationen hilft es oft, den energetischen Zustand schnell zu ändern, um einen drohenden Streit nicht eskalieren zu lassen. Wenn Sie neurotische Gedanken haben und merken, dass Sie durch das rechte Nasenloch atmen, dann konzentrieren Sie sich darauf, stattdessen durch das linke Nasenloch Luft zu holen. Das wird Ihre Energie von Feuer (agni) zu Kühle (sitali) ändern. Wenn Sie deprimiert und emotional instabil sind, dann bemühen Sie sich, durch das rechte Nasenloch statt durch das linke zu atmen. Innerhalb von wenigen Minuten wird sich Ihr Befinden ändern, einfach, indem Sie das jeweils andere Nasenloch aktivieren. Dabei ist kein Nasenloch »besser« als das andere – es geht lediglich um den Wechsel der Energie. Man sagt, dass das Üben dieser Atemtechnik einen Nervenzusammenbruch verhindern kann! Das schwierigste an dieser Meditation ist, die Entscheidung zu treffen, aus der emotional aufgeladenen Situation herauszugehen und zu meditieren.

Sitzposition: Einfache Haltung mit gerader Wirbelsäule und leichter Nackenschleuse, d. h., das Kinn ist leicht eingezogen und der Nacken gestreckt.

Zeitdauer: Elf Minuten

Ausführung, Atem und Mudra: Verschränken Sie die Finger, wobei der rechte Daumen über dem linken liegt. Halten

Sie die Hände etwa auf Höhe des Zwerchfells und berühren Sie leicht den Körper. Konzentrieren Sie sich auf den Atem an den Nasenlöchern und finden Sie durch Beobachtung heraus, durch welches Nasenloch Sie atmen. Sobald Sie herausgefunden haben, welches derzeit dominant ist, wechseln Sie zum anderen. Dies ist durch reine Wahrnehmung möglich – probieren Sie es aus! Möglicherweise müssen Sie ein wenig üben. Vergewissern Sie sich, dass Ihre Schultern vollkommen entspannt bleiben.

Fokus: Die Augen sind entspannt geschlossen.

Mantra: Harmonie

Abschluss: Atmen Sie tief ein und aus, lösen Sie das Mudra, öffnen Sie die Augen, stehen Sie auf und gehen Sie umher.

Absolute Hoffnungslosigkeit

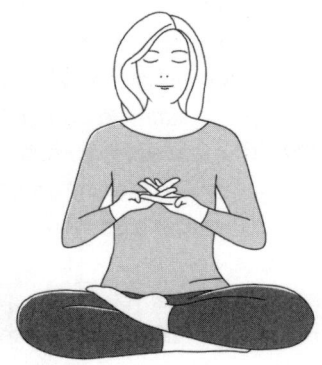

Auch dies ist eine der fünf grundlegenden Meditationen zur Vorbereitung auf allgemeine Notfallsituationen und für geistige Ausgeglichenheit. Sie können sie immer dann machen, wenn Sie mit Ihrer Weisheit am Ende sind, wenn Sie vollkommen hoffnungslos sind, weil bisher nichts anderes geholfen hat. Die Meditation klärt das Unterbewusstsein, balanciert die Gehirnhälften und stärkt Ihren unsichtbaren Schutzschild.

Sitzposition: Jede aufrechte Sitzposition
Zeitdauer: Elf Minuten
Mantra: Gobinde Mukande Udare Apare Hariang Kariang Nirname Akame (Guru-Gaitri-Mantra).
Dies ist ein achtteiliges Schutzmantra. Das Rezitieren dieses Mantras öffnet Sie für Mitgefühl und Geduld, reinigt die Aura und löst Blockaden und Probleme, die aus der Vergangenheit kommen. Die Wörter bezeichnen die sogenannten acht Aspekte des Göttlichen: erhaltend, befreiend, erleuchtend, grenzenlos, zerstörend, erschaffend, namenlos, wunschlos.
Ausführung, Atem und Mudra: Verschränken Sie die Hände ineinander, sodass die Finger nach oben zeigen. Diese Handhaltung nennt man umgekehrtes Venusschloss. Halten Sie das Mudra auf Höhe des Sonnengeflechts. Die Finger sind nach oben ausgestreckt und die Daumen gerade. Atmen Sie tief ein und singen, sprechen oder flüstern Sie das Mantra schnell und monoton, sodass es zu einem Klangstrom wird und man die einzelnen Worte nicht mehr auseinanderhalten kann.
Fokus: Die Augen sind nahezu vollständig geschlossen.
Abschluss: Atmen Sie tief ein und aus, lassen Sie die Hände im Mudra in den Schoß sinken und lauschen Sie einige Minuten der Stille in Ihnen.

»Letzte Rettung«

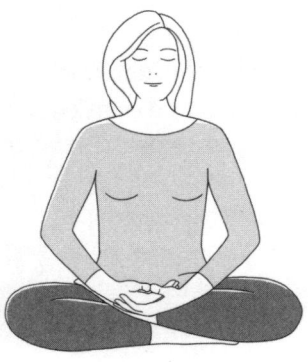

Diese Meditation ist als letzte Rettung gedacht, wenn alle Umstände gegen Sie arbeiten, Sie jedoch nicht zu jemandem gehen möchten und sagen: »Bitte hilf mir, ich werde verrückt.« Egal, wie deprimiert, durcheinander oder verzweifelt Sie sind, machen Sie einfach diese Meditation. Sie schenkt Entspannung, Kraft und mentale Klarheit. Wenn Sie diese Meditation sechs Monate lang täglich für elf Minuten machen, werden Sie lernen, richtig zu denken, richtig zu sehen und richtig zu handeln, um gesund, glücklich und heil zu werden. Sie werden jegliche Negativität loswerden.

Sitzposition: Mit aufrechter Wirbelsäule in der einfachen Haltung
Zeitdauer: Elf Minuten
Mantra: Wahe Guru Wahe Guru Wahe Guru Wahe Jio.
Das Mantra bedeutet »Freude angesichts des Weges vom Dunkel ins Licht, geliebte Seele«.
Ausführung, Atem und Mudra: Legen Sie die Hände in den Schoß, die Handflächen weisen nach oben, die rechte

Hand liegt in der linken und die Daumenspitzen berühren sich.

Atmen Sie sehr tief ein und singen Sie achtmal monoton das Mantra auf einen Atemzug. Wenn der Atem anfangs nicht für acht Wiederholungen ausreicht, halten Sie inne, atmen Sie ein und beginnen erneut. Bauen Sie allmählich Ihre Lungenkapazität aus.

Fokus: Die Augen sind geschlossen.

Abschluss: Atmen Sie normal weiter und spüren Sie ein paar Atemzüge nach, wie es Ihnen geht.

Meditationen für andere

Heilende Gedanken

Diese Meditation sollten Sie machen, wenn Sie eine andere Person heilen möchten, jemanden, der erkrankt ist, und dem Sie sich in tiefer Zuneigung oder Liebe verbunden fühlen. Doch auch auf Ihr persönliches Wohlergehen wirkt sich diese Heilmeditation aus: »Jene, die gute Schwingungen aussenden, werden das Zehnfache vom Universum zurückerhalten. Du gewinnst, wenn du gibst«, sagte Yogi Bhajan. Untersuchungen haben ergeben, dass Gebete heilen können – diese Meditation ist wie ein nicht religiöses Gebet. Beginnen Sie mit jemandem, den Sie wirklich lieben und tun Sie es ernsthaft: Dann werden sich Ihre Kanäle öffnen. Wenn diese erst geöffnet sind, können Sie es jederzeit für jeden tun.

Sitzposition: Einfache Haltung
Zeitdauer: Fünfzehn Minuten
Mantra: Liebe und Heilung.
Fokus: Konzentrieren Sie sich auf das Zentrum von Liebe und Mitgefühl (Herzchakra), das auf Höhe des Sonnengeflechts liegt.
Ausführung, Mudra und Mantra:
1. Bringen Sie die Hände ins Gebetsmudra (siehe Seite 53), indem Sie die Handflächen vor der Brust aneinanderlegen. Pressen Sie die Hände fest zusammen, mit dem ganzen Gewicht Ihres Körpers. Füllen Sie Ihr Herzzentrum mit Liebe. Tun Sie das für drei bis vier Minuten.

2. Denken Sie an jemanden, den Sie sehr lieben und senden Sie heilende Gedanken. Stellen Sie sich vor, wie Ihre Gedanken diese Person geistig, physisch und spirituell heilen. Füllen Sie den ganzen Raum mit ihnen. Projizieren Sie ein grünes, heilendes Licht. Geben Sie von Herzen. Halten Sie die Konzentration für bis zu zehn Minuten.

3. Dann atmen Sie tief ein und stellen sich vor, dass Sie Prana, Lebensenergie, senden.

4. Atmen Sie aus und wieder ein und schicken Sie diesen Atem zu der Person, auf die Sie meditieren.

5. Atmen Sie aus und noch einmal ein und fühlen Sie die Energie aus Ihren Händen zu der Person fließen. Schaffen Sie eine geistige Verbindung.

6. Atmen Sie aus. Atmen Sie wieder ein und seien Sie vollkommen bei dieser Person.

7. Atmen Sie aus und ein letztes Mal ein und wiederholen Sie Punkt 6.

8. Atmen Sie aus und entspannen Sie.

Die Heilmeditation

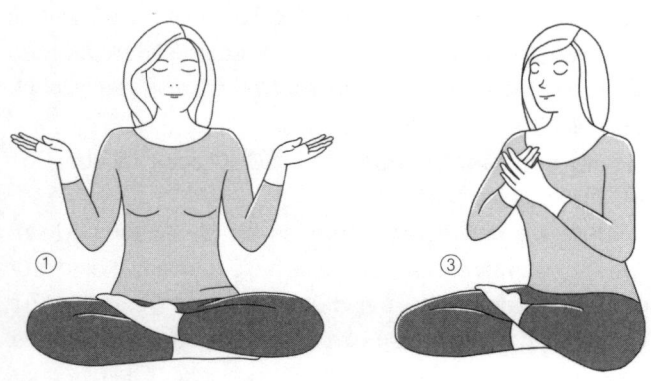

① ③

Diese Meditation ist sehr wirksam und eine der grundlegenden Meditationen zur Heilung. Sie wirkt über Mantra und Mudra, wobei es verschiedene Versionen gibt. Auf den großen Yogafestivals in Frankreich und Deutschland wird diese Meditation allabendlich mit mehreren Hundert oder Tausend Menschen praktiziert, was eine sehr bewegende und verbindende Erfahrung ist. Inmitten eines immensen Kreises aus singenden Menschen liegt dann eine stattliche Anzahl von Heilungsbedürftigen in Entspannungshaltung und genießt die Heilenergie. Singen öffnet unabhängig vom Mantra das Herz – der Klangstrom wirkt ebenfalls heilend. Diese Meditation fördert Ihre Fähigkeit, sich selbst und andere zu heilen. Außerdem erhält, stärkt und verbessert sie die Gesundheit.

Sitzposition: Einfache Haltung
Zeitdauer: Elf bis fünfzehn Minuten
Mantra: Ra Ma Da Sa Sa Se So Hong.
Dieses Mantra heißt Siri Gaitri Mantra und bedeutet »Sonne, Mond, Erde, Unendlichkeit, ich bin du«. Es besteht aus

zwei Teilen, dem Erden-Mantra Ra Ma Da Sa und dem Äther-Mantra Sa Se So Hong. Das Rezitieren des Mantras schenkt Gleichgewicht – seine acht Laute stimulieren den Fluss der Kundalini im zentralen Nervenkanal der Wirbelsäule und bauen Heilenergie auf.

Musikvorschläge: Snatam Kaur: CD »Grace«, Mirabai Ceiba: CD »A hundred blessings«.

Ausführung und Atem: Schließen Sie die Augen und singen Sie das Mantra, wobei Sie sich die ganze Zeit eine grüne Energie der Heilung in und um sich herum vorstellen. Zur Verstärkung können Sie beim ersten »Sa« den Bauchnabel nach innen ziehen. Singen Sie mit pranischer Energie – das bedeutet, singen Sie mit voller Kraft und atmen Sie jedes Mal vollständig ein.

Mudra: Es gibt je nach Zielrichtung verschiedene Variationen des Mudras:

1. Wenn eine zu heilende Person vor Ihnen oder in der Gruppe in der Kreismitte liegt, dann winkeln Sie die Arme an, die Handflächen sind in einer segnenden Geste erhoben.

2. Wenn Sie eine Person heilen möchten, die nicht im selben Raum ist, heben Sie die rechte Hand wie oben beschrieben und legen Sie die linke Hand auf den Bauchnabel.

3. Wenn Sie sich selbst heilen möchten, halten Sie die Hände im Sankh oder Muschelmudra: Dabei legen Sie die linke schräg in die rechte Handfläche, der rechte Daumen liegt auf der linken Handfläche und der linke Daumen über dem rechten. Heben Sie die Hände so vor die Brust, dass die gekreuzten Hände zur Brustmitte zeigen. Dieses Mudra spricht das Luftelement an.

Fokus: Die Augen sind fast vollständig geschlossen.

Abschluss: Atmen Sie tief ein, halten Sie den Atem an und schicken Sie noch einmal Heilenergie an die Person, die vor Ihnen liegt, weiter entfernt ist oder sich selbst, dann atmen Sie aus. Wiederholen Sie das noch zweimal, bevor Sie die Position lösen und die Augen öffnen.

Friedvolle Gedanken nach der Meditation

Das Leben ist einfach. Ich bin, ich bin. Wir werden geboren, wir leben, wir sterben. Und zwischendrin lernen wir, voneinander und von uns selbst. Alles ist Lernen, Fluss, Entwicklung.

Mach es nicht so kompliziert. Es geht nicht darum, ein besserer Mensch zu werden, mehr zu üben, unliebsame Gewohnheiten loszuwerden. Es geschieht irgendwann von selbst. Oder auch nicht.

Alles ist gut und richtig, so wie es ist. Alles ist am richtigen Ort.

Vertraue. Es ist, wie es ist, und es kommt, wie es kommt.

Literatur zum Thema

Überlebenshandbuch – Kundalini Meditationen und Yoga wie sie von Yogi Bhajan gelehrt wurden, Khalsa Editions, 2. Auflage 1984.

Mantras im Kundalini Yoga in der Tradition von Yogi Bhajan, zusammengetragen, übersetzt und editiert von Sat Hari Singh, Yogi Press Sat Nam Media 2007.

Ich bin eine Frau – kreativ, heilig und unverwundbar. Kundalini Yoga, wie es von Yogi Bhajan gelehrt wurde, Kundalini Yoga Research Institute, Yogi Press Sat Nam Media 2014.

Yogi Bhajan: *The Ancient Art of Self-Healing*, Silver Streak Press 1982.

Tushita M. Jeanmaire: *Meditation – einfach entspannen im Alltag und in Krisen*, Ariston Verlag 1999.

Jon Kabat-Zinn: *Im Alltag Ruhe finden – Meditationen für ein gelassenes Leben*, Knaur MensSana 2010.

Musikempfehlungen

Guru Amrit Kaur: »Esperanza«, 2008

Guru Shabad Singh Khalsa: »Sa Re Sa Sa«, 2002

Guru Shabad Singh Khalsa: »Sacred Heart«, 2013, (»Ra Ma Da Sa«)

Gurudass Singh, Simran Simrat Kaur & Gurudass Kaur: »Circle of Light. Mantra Meditations«, 2004

Mirabei Ceiba: »A hundred blessings«, 2010 (»Ra Ma Da Sa«)

Pari: »Healing Mantras«, 2014

Satyaa: »Satyaa Sings Kundalini Yoga Mantras«, 2011 (»Aad Gureh Nameh« und »Ra Ma Da Sa«)

Sat Purkh:»Dhan Dhan Ram Das Gur: 11 Minute Meditation«, 2013

Snatam Kaur: »Grace«, 2005

Tera Naam: »In thy Name«, 2014

Alle CDs sind erhältlich bei www.satnam.de.

Yoga für alle Lebenslagen

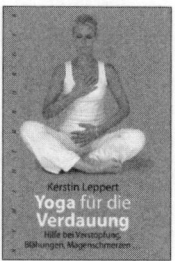

Gesundheit wohnt im Darm

Kerstin Leppert stellt Körper- und Atemübungen vor, die entspannen und gibt zahlreiche Tipps für eine gesunde Ernährung und eine geregelte Verdauung.

ISBN 978-3-485-02811-0

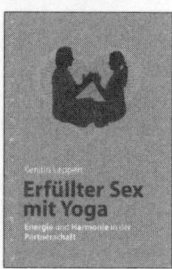

Das kleine Kamasutra

Das Buch zeigt, wie man mit einfachen Yoga-übungen die Sexualenergie steigert, die Lust auf Sex weckt und für ein abwechslungsreiches Liebesleben sorgt.

ISBN 978-3-485-01334-5

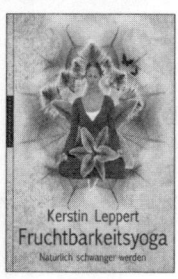

Entspannt zum Wunschkind

Ein umfassendes Programm aus Körper- und Atemübungen, Meditationen und Tipps zur fruchtbarkeitsfördernden Ernährung, das Paare auf ideale Weise bei der Erfüllung ihres Kinderwunsches unterstützt.

ISBN 978-3-485-01224-9

nymphenburger

www.nymphenburger-verlag.de

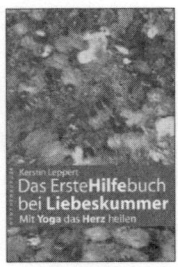

Den Schmerz loslassen

Yoga verleiht die Kraft, das Leben wieder selbst in die Hand zu nehmen und sich dem Alltag zu stellen. Die vorgestellten Übungen unterstützen den Heilungsprozess und sorgen für emotionale Ausgeglichenheit.

ISBN 978-3-485-01060-3

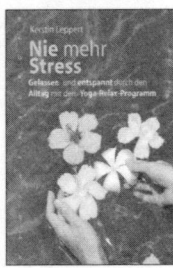

Praktische Hilfe

Kerstin Leppert hat ein ganz spezielles Yoga-Relax-Programm entwickelt. Mit Atemübungen, Yoga-Quickies, Ernährungstipps und Entspannungshilfen von A bis Z für mehr Gelassenheit.

ISBN 978-3-485-01124-2

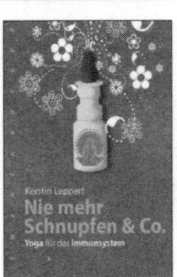

Erkältungen vorbeugen

Ein effektives Yogaprogramm mit Meditationen und erprobten Atemtechniken, das die Abwehrorgane kräftigt, sowie Atemübungen, die Krankheiten vorbeugen – für ein optimal funktionierendes Immunsystem.

ISBN 978-3-485-01194-5

nymphenburger

www.nymphenburger-verlag.de